四川省骨科医院医学文库

成人骨科常见并发症

中西医诊疗手册

李霞 主编

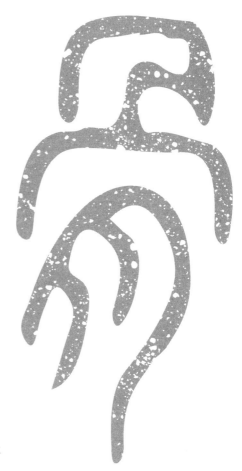

四川科学技术出版社
·成都·

图书在版编目(CIP)数据

成人骨科常见并发症中西医诊疗手册 / 李霞主编.
-- 成都:四川科学技术出版社, 2022.3
(四川省骨科医院医学文库 / 沈海主编)
ISBN 978-7-5727-0491-8

Ⅰ.①成… Ⅱ.①李… Ⅲ.①骨疾病 – 并发症 – 中西
医结合疗法 – 手册 Ⅳ.①R680.5-62

中国版本图书馆CIP数据核字(2022)第049781号

成人骨科常见并发症中西医诊疗手册

CHENGREN GUKE CHANGJIAN BINGFAZHENG ZHONGXIYI ZHENLIAO SHOUCE

主　编　李　霞

出品人　程佳月
责任编辑　李　栎
封面设计　郑　楠
责任出版　欧晓春
出版发行　四川科学技术出版社
　　　　　成都市锦江区三色路238号　邮政编码 610023
　　　　　官方微博:http://e.weibo.com/sckjcbs
　　　　　官方微信公众号:sckjcbs
　　　　　传真:028-86361756
成品尺寸　**168mm × 236mm**
印　张　**11.5　字数 230 千**
印　刷　四川华龙印务有限公司
版　次　2022年6月第1版
印　次　2022年6月第1次印刷
定　价　**88.00元**

ISBN 978-7-5727-0491-8

邮购:成都市锦江区三色路238号新华之星A座25层　邮政编码:610023
电话:028-86361758

本书编委会

主　编　李　霞（四川省骨科医院）

副主编　秦志均（四川省骨科医院）

　　　　　岳建彪（四川省骨科医院）

　　　　　易　松（四川省骨科医院）

　　　　　索　钢（四川省骨科医院）

　　　　　唐承杰（四川省骨科医院）

编　者　邓　阳（四川省骨科医院）

　　　　　孙　群（四川省骨科医院）

　　　　　刘林松（四川省骨科医院）

　　　　　苟　静（四川省骨科医院）

　　　　　魏翾娣（四川省骨科医院）

　　　　　周　飞（四川省骨科医院）

　　　　　李　越（四川省骨科医院）

　　　　　邓　尚（四川省骨科医院）

　　　　　孙杰培（成都体育学院）

　　　　　雷　晗（成都体育学院）

　　　　　梅远平（雅安市第二人民医院）

前　言

　　随着社会的进步和经济的发展，大众对生命和健康不断提出更高的要求。人口老龄化程度的加深、医学诊疗技术的进步、骨科亚专业的不断细化等导致骨科疾病的内涵不断拓展，特点不断改变。高龄患者的特殊病理生理特点为其围手术期管理提出了严峻挑战，其衰退的器官功能成为围手术期关注重点和处置难点。在过去 20 年中，多学科协作诊疗（multidisciplinary team，MDT）、快速手术、快速康复等理念被广泛应用于该类患者管理，以期以最小干扰、最快速度帮助患者度过创伤、手术期，恢复肢体功能，最大限度地提高患者的生存质量。

　　毫无疑问，骨折后并发疾病或围手术期并发症是导致患者延迟康复甚至无法康复的最重要因素。该诊疗手册中提及的"并发症"主要指骨科专科以外的并发症，从传统的呼吸、循环、消化等各个系统切入，结合常见骨科疾病／手术的特点，重点从骨科手术围手术期评估、处置、并发症防治、术后管理等环节讨论。大部分并发症都给出了常用的中西医治疗手段，部分并发症因没有典型的中医治疗手段，故未列出。本书内容具有简洁性、实战性，特别适合骨科专科医生阅读并应用于临床实际。

　　该诊疗手册是四川省骨科医院老年骨科中心多年工作经验的初步总结。对高危骨科患者在 MDT 基础上实施内科、重症医学科和骨科"三重管理制度"是该中心的核心理念。"三重管理制度"作为 MDT 的具体实施方案，其具体内容是通过常规日间联合查房，共同制订诊疗方案、预警危险信号并紧急启动 MDT 介入等措施，使"会诊制"向 MDT 转变，同时又使 MDT 由点式介入向全线管理转变，在优化医疗技术资源的同时保证高危患者及潜在高风险环节不被遗漏，最大限度地发挥 MDT 的主动性和高效性。

　　本书的编写限于时间、作者水平，不足之处在所难免，敬请读者批评指正。

李　霞

2022 年 1 月

目录 CONTENTS

第一章

心血管系统疾病

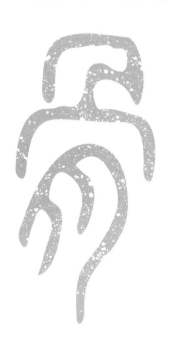

第一节 骨折围手术期高血压

一、骨折围手术期高血压的定义

骨折围手术期高血压是指骨科手术患者住院期间（包括手术前、手术中和手术后，一般 3~4 天）伴发的急性血压升高（收缩压、舒张压或平均动脉压超过基线 30%）。

二、高血压分类

高血压可分为两类，第一类为原发性高血压，又称高血压病，是一种以血压升高为主要临床表现，伴或不伴有心血管危险因素的综合征。第二类为继发性高血压，由某种器质性疾病引起，高血压仅是该种疾病的临床表现之一。

三、血压水平分类

血压水平分类见表 1-1。

表 1-1 血压水平分类

分类	SBP/mmHg*		DBP/mmHg
正常血压	< 120	和	< 80
正常高值血压	120~139	和	80~89
高血压	≥ 140	和（或）	≥ 90
1 级高血压（轻度）	140~159	和（或）	90~99
2 级高血压（中度）	160~179	和（或）	100~109
3 级高血压（重度）	≥ 180	和（或）	≥ 110
单纯收缩期高血压	≥ 140	和	< 90

注：SBP, 收缩压；DBP, 舒张压；当 SBP 和 DBP 分属于不同级别时，以较高的分级为准。

*1 mmHg=0.133 kPa，全书同。

四、骨折围手术期高血压的病理生理机制

骨折围手术期高血压的病理生理机制见表 1-2。

表 1-2　骨折围手术期高血压的病理生理机制

交感神经兴奋性增高	肾素-血管紧张素-醛固酮系统（RAAS）激活	内皮功能损伤
导致心率增快、心肌收缩力增加及外周血管阻力增加。如果患者有基础心脏病则可能诱发心脏疾病	外周血管阻力增加，同时醛固酮增加导致水钠潴留	内皮源性舒张因子生成减低，内皮源性收缩因子与血管舒张因子失衡，造成系统动脉阻力增高

围手术期高血压患者的危险性与靶器官受损的程度密切相关，如高血压伴有左室肥厚可引起室性心律失常、心肌缺血、心肌梗死或心力衰竭（简称心衰）。由于高血压患者的心、脑、肾循环功能下降，故在手术中或手术后易出现心力衰竭、脑血管意外以及肾功能衰竭等情况。所以围手术期应严密监测血压，注意消除可能诱发高血压的因素，例如疼痛和其他不适、紧张和恐惧、血容量过多。

骨折围手术期高血压发生的高危因素如下。①在骨折围手术期出现短时间血压升高，并超过 180/110 mmHg 时称为围手术期高血压危象，其发生率为 4% ~ 35%。手术后高血压常开始于手术后 10 ~ 20 min，可能持续 4 h。如果不及时治疗，患者易发生出血、脑血管意外和心肌梗死。②原发性高血压患者手术前血压控制不理想，特别是舒张压 > 110 mmHg 者。③原发性高血压患者骨折手术前不合理使用降压药物。如在手术中使用短效降压药物易出现因作用时间不足导致的血压波动。④继发性高血压患者手术前准备不充分，如嗜铬细胞瘤、肾上腺瘤的切除术，手术前未做好充分的药物准备，手术中可能发生非常危险的血流动力学波动。⑤易发生严重高血压的手术类型，如心脏手术、大血管手术、神经系统手术、头颈部骨折手术、肾移植手术以及大的创伤手术等。⑥麻醉深度不当或镇痛不全，手术中因疼痛而引起交感神经兴奋，血管收缩；麻醉恢复早期疼痛感、低体温、低通气、缺氧或 CO_2 潴留等。⑦清醒状态下进行有创操作。⑧过度输液使容量负荷过重、

手术后 24 ~ 48 h 血管外间隙液体回流入血管床。

五、检查

血常规、尿常规、肾功能、尿酸、血脂、血糖、电解质、心电图、胸部 X 线、眼底检查、超声心动图、动脉血压监测等应作为本病的常规检查。

六、诊断

高血压的诊断主要包括确诊高血压病和评估危险分层。

（一）确诊高血压病

至少 3 次非同日静息状态下测得收缩压 ≥ 140 mmHg 和（或）舒张压 ≥ 90 mmHg，排除继发性高血压，方可诊断。

（二）高血压患者心血管风险水平分层

高血压患者心血管风险水平分层主要结合血压升高的水平、存在的靶器官损害、并存的临床情况及是否合并糖尿病来评估（表 1-3）。影响高血压患者心血管预后的重要因素见表 1-4。

表 1-3　高血压患者心血管风险水平分层

其他危险因素和病史	高血压		
	1 级	2 级	3 级
无	低危	中危	高危
1~2 个其他危险因素	中危	中危	很高危
≥ 3 个其他危险因素或靶器官损害	高危	高危	很高危
临床合并症或合并糖尿病	很高危	很高危	很高危

七、骨折围手术期高血压患者的血压控制目标及西医治疗

年龄 ≥ 60 岁，血压控制在 < 150/90 mmHg；年龄 < 60 岁，糖尿病和慢性肾脏病患者，血压控制在 < 140/90 mmHg；手术中血压波动幅度不超过基础血压的 30%。

表 1-4　影响高血压患者心血管预后的重要因素

心血管危险因素	靶器官损害	伴临床疾病
●高血压（1~3 级） ●年龄 > 55 岁（男性）；> 65 岁（女性） ●吸烟 ●糖耐量受损和（或）空腹血糖受损 ●血脂异常 　总胆固醇 > 5.7 mmol/L（220 mg/dL），或低密度脂蛋白胆固醇 > 3.3 mmol/L（130 mg/dL），或高密度脂蛋白胆固醇 < 1.0 mmol/L（40 mg/dL） ●早发心血管病家族史：一级亲属发病年龄 < 55 岁（男性），< 65 岁（女性） ●腹型肥胖（腰围男性 ≥ 90 cm，女性 ≥ 85 cm）或肥胖（BMI ≥ 28 kg/m²） ●血同型半胱氨酸 ≥ 10 μmol/L	●左心室肥厚 　心电图: Sokolow（SV_1 + RV_5）> 38 mm 或 Cornell（RaVL+SV_3）> 2 440 mm·ms 　超声心动图: LVMI 男性 ≥ 125 g/m²，女性 ≥ 120 g/m² ●颈动脉超声 IMT ≥ 0.9 mm 或动脉粥样硬化斑块 ● eGFR < 60 ml/（min·1.73 m²）或血肌酐轻度升高 115~133 μmol/L（1.3~1.5 mg/dL，男性），107~124 μmol/L（1.2~1.4 mg/dL，女性） ●尿微量白蛋白 30~300 mg/24 h 或白蛋白/肌酐 ≥ 30 mg/g	●脑血管病 　脑出血，缺血性脑卒中，短暂性脑缺血发作 ●心脏疾病 　心肌梗死，心绞痛，冠状动脉血运重建，慢性心衰 ●肾病 　糖尿病肾病，肾功能受损 　肌酐 ≥ 133 μmol/L（1.5 mg/dL，男性），≥ 124 μmol/L（1.4 mg/dL，女性） 　尿蛋白 ≥ 300 mg/24 h ●周围血管病 ●视网膜病变 ●出血或渗血，视盘水肿 ●糖尿病

（一）高血压患者延期手术阈值

1. 原则上轻、中度高血压（< 180/110 mmHg）不影响手术进行。

2. 高血压合并威胁生命的靶器官损害（如急性左心衰竭、不稳定型心绞痛、少尿型肾功能衰竭等），应在短时间内采取措施改善脏器功能；合并中重度低钾血症（血钾 < 2.9 mmol/L）亦应尽快纠正。

3. 抢救生命的急诊手术，不论血压多高，都应进行急诊手术。

4. 进入手术室后血压仍 > 180/110 mmHg 的择期手术患者建议推迟手术。

（二）高血压患者手术前和手术后的降压

1. 服药至手术前清晨，若平时服用短效的降压药，则在手术前数天内替换为长效制剂，注意手术前一天清晨应停用短效血管紧张素转换酶抑制剂（ACEI）。

2. 手术前推荐使用 β 受体阻滞剂，可以有效减少血压波动、心肌缺血以及手术后心房颤动的发生，还可以降低非心脏手术的死亡率。手术前单剂量的 β 受体阻滞剂可有效减少气管插管相关的心动过速发生。

3. 去除诱发因素。若因骨折引起疼痛，先以缓解疼痛为主；若因紧张、恐惧、焦虑、抑郁引起血压较大范围的波动，须解除负面情绪，调畅心情；若因剧烈运动引起血压升高，须安静休息。故根据患者具体情况可适当给予镇静药，手术前晚上给予口服地西泮，以保证患者有充足的睡眠。

4. 手术后的处理。高血压患者经过手术前抗高血压的正规治疗处理后，手术后的血压控制比较容易，首先要严密监测血压，稳定患者情绪，尽可能地减轻手术后伤口疼痛，注意消除可能诱发血压升高的因素。如果患者血压仍高，可进行抗高血压的正规治疗，直到血压恢复到"理想"水平。虽然高血压患者经过手术前或手术中抗高血压的治疗和心肌缺血的预防，但是也不能忽视少数患者还是有发生心肌梗死的可能，特别是中老年患者在手术后数小时和手术后前几天，要格外重视。手术后的血压一般与手术前高血压的程度、手术前血压控制是否良好、手术创伤大小、失血量多少、麻醉方式及手术中血管活性药物的应用等因素有关。手术后短时间内血压不会太高，一般偏低或较正常。但是随着临床上血容量的补充和麻醉药、镇静药、止血药药效的逐渐消退，血压往往会逐渐升高。因此，手术后应严密观察及监测血压变化。

（三）抗高血压药物

目前常用的一线口服抗高血压药物有噻嗪类利尿药、ACEI、血管紧张素 II 受体阻滞剂（ARB）、钙通道阻滞剂（CCB）。二线口服抗高血压药物有袢利尿药、保钾利尿药、醛固酮受体阻滞剂、β 受体阻滞剂和 α_1 受体阻滞剂。肾素抑制剂是新出现的抗高血压药物，亦已进入临床应用。临床可根据具体病情选择 1 种药物或联用多种药物治疗（表1-5）。

表 1-5 口服抗高血压药物

	分 类	药 物	注意事项
一线药物	噻嗪类利尿药	氢氯噻嗪 吲达帕胺	●监测血钠、血钾、尿酸和血钙水平 ●有急性痛风病史者慎用，除非患者正在接受降尿酸的治疗
	ACEI	贝那普利 卡托普利 依那普利 培哚普利	●适用于伴慢性心衰、心肌梗死后心功能不全、心房颤动、糖尿病肾病、非糖尿病肾病、代谢综合征、蛋白尿或微量白蛋白尿患者 ●不要与 ARB 类药物或直接肾素抑制剂联合使用 ●高钾血症风险增加，尤其是慢性肾脏病患者或使用钾离子补充剂 / 保钾药物者 ●严重双侧肾动脉狭窄患者存在急性肾功能衰竭风险，应禁用 ●如果患者有使用 ACEI 类药物发生血管性水肿的病史，请勿使用
	ARB	坎地沙坦 厄贝沙坦 氯沙坦 替米沙坦 缬沙坦	●若患者有使用 ACEI 类药物发生血管性水肿的病史，可在停药 6 周后开始使用 ARB 类药物 ●其余与 ACEI 类药物相似
	二氢吡啶类 CCB	氨氯地平 非洛地平 硝苯地平	●射血分数下降的心衰患者避免使用，如果需要可以使用氨氯地平或非洛地平 ●可发生剂量相关的足踝水肿，女性比男性更常见
	非二氢吡啶类 CCB	地尔硫䓬 维拉帕米	●避免与 β 受体阻滞剂常规联用，因为可能增加心动过缓和心脏传导阻滞风险 ●射血分数下降的心衰患者不要使用 ●地尔硫䓬和维拉帕米存在药物相互作用
二线药物	袢利尿药	托拉塞米 呋塞米	●症状性心衰患者的首选利尿药，在中重度慢性肾脏病 [如肾小球滤过率（GFR）< 30 ml/min] 患者中优于噻嗪类利尿药
	保钾利尿药	氨苯蝶啶	●单药治疗的降压作用较小 ●噻嗪类利尿药单药治疗伴低钾血症的患者可考虑噻嗪类利尿药联合保钾利尿药 ●肾功能不全时慎用

续表

分 类	药 物	注意事项
醛固酮受体阻滞剂	螺内酯	●顽固性高血压的首选 ●避免与钾离子补充剂、其他保钾药物联用，明显肾功能不全者避免使用
β受体阻滞剂	比索洛尔 酒石酸美托洛尔 琥珀酸美托洛尔	●对有缺血性心脏病或心衰的患者，β受体阻滞剂可以作为一线药物 ●对有支气管痉挛性气道疾病需要使用β受体阻滞剂的患者，这些药物是首选 ●避免突然停药
α₁受体阻滞剂	哌唑嗪 特拉唑嗪	●与直立性低血压有关，特别是对老年人 ●可考虑作为伴良性前列腺增生患者的二线药物

药物选用原则：对 1 级高血压患者，建议以改善生活方式为主，若血压控制不佳，建议选择 1 种药物。对 2 级高血压患者，建议在 1 级高血压患者的用药基础上，若血压仍控制不佳，可选用二联降压药物。对 3 级高血压患者，建议在 2 级高血压患者的用药基础上，若血压仍控制不佳，可选择三联降压药物。高血压急症：建议优先给予硝普钠或硝酸甘油小剂量静脉给药，血压控制在 160~180/95~100 mmHg 后给予二联或三联口服降压药长期维持。

（四）高血压急症的治疗

初始阶段（数分钟到 1 h）血压控制的目标为平均动脉压的降低幅度不超过治疗前的 25%。在随后的 2~6 h 将血压降至较安全水平，一般为 160/100 mmHg 左右，如能耐受，在之后 24~48 h 逐步降低血压达到正常水平。首选治疗药物包括硝普钠、拉贝洛尔、乌拉地尔或尼卡地平等。

1. 硝普钠 同时扩张静脉和动脉，开始以 10 μg/min 静脉滴注，临床最大剂量可递增至 200 μg/min。不良反应有恶心、呕吐、肌肉痉挛，长时间或大剂量应用可能发生硫氰酸中毒。

2. 硝酸甘油 扩张静脉和选择性扩张冠状动脉与大动脉。开始以 5~10 μg/min 静脉滴注，临床可递增至 200 μg/min。主要用于高血压急症伴急性心衰或急性冠状动脉综合征。不良反应有心动过速、面部潮红、头痛和呕吐等。

3. 尼卡地平　二氢吡啶类 CCB，降压的同时改善脑血流量。开始从 0.5 μg/（kg·min）静脉滴注，可递增至 10 μg/（kg·min）。适用于除急性心衰外的大多数高血压急症，尤其是合并急性脑血管病者，需注意有无冠状动脉缺血。不良反应有头痛、心动过速、恶心、呕吐、面部潮红、静脉炎等。

4. 拉贝洛尔　兼有 α、β 受体阻滞作用。开始 10~15 min 静脉滴注 20~80 mg，或以 0.5~2.0 mg/min 静脉滴注，24 h 不超过 300 mg。主要用于高血压急症合并妊娠或肾功能不全患者。不良反应有头晕、直立性低血压、心脏传导阻滞等。

5. 乌拉地尔　兼有 α 受体阻滞及中枢 5- 羟色胺受体激动作用。首剂 12.5~25 mg，随之以 5~40 mg/h 静脉滴注。不良反应有低血压、头痛、眩晕。

6. 肼屈嗪　主要扩张小动脉。10~20 mg 静脉注射，必要时 4~6 h 重复给药。尤其适用于子痫。不良反应有心率增快、头痛、面部潮红、心绞痛加重。

7. 酚妥拉明　有 α 受体阻滞作用。首剂 5 mg 缓慢静脉注射。尤其适用于嗜铬细胞瘤引起的高血压。不良反应有心动过速、面部潮红、头痛、心绞痛。

八、中医治疗

1. 肝阳上亢证　眩晕耳鸣，头痛，头胀，劳累及情绪激动后加重，面部潮红，甚则面红如醉，脑中烘热，肢麻震颤，目赤，口苦，失眠，多梦，急躁易怒，舌红，苔薄黄，脉弦数，或寸脉独旺，或脉弦长，直过寸口。

治法：平肝潜阳，补益肝肾。

方药：天麻钩藤饮加减。常用药：天麻、石决明、钩藤、川牛膝、杜仲、桑寄生、黄芩、栀子、菊花、白芍；若肝火较甚，口苦目赤，烦躁易怒者，可用龙胆泻肝汤；若见目赤便秘，可选当归龙荟丸；若肝肾阴虚较甚，目涩耳鸣，腰膝酸软，可加何首乌、生地黄、玄参。

2.痰湿中阻证　眩晕，头重，头昏沉，头不清爽，如有物裹，头痛，视物旋转，容易胸闷、心悸，胃脘痞闷，恶心、呕吐，食少，多寐，下肢酸软无力，下肢轻度水肿，按之凹陷，小便不利，大便或溏或秘，舌淡，苔白腻，脉濡滑。

治法：化痰息风，健脾祛湿。

方药：半夏白术天麻汤加减。常用药：半夏、陈皮、白术、薏苡仁、茯苓、天麻。若眩晕较甚，呕吐频作，可加代赭石、竹茹、生姜、旋覆花；若脘闷纳呆，加砂仁、白豆蔻；若兼有耳鸣重听，可加郁金、菖蒲、葱白；若痰郁化火，头痛，头胀，心烦口苦，渴不欲饮，舌红，苔黄腻，脉弦滑者，宜用黄连温胆汤。

3.瘀血阻窍证　头痛，眩晕，健忘，失眠，心悸，精神不振，耳鸣，耳聋，唇色紫暗，舌质紫暗，有瘀点，舌下络脉曲张，脉涩。

治法：祛瘀生新，活血通窍。

方药：通窍活血汤加减。常用药：川芎、赤芍、桃仁、红花、白芷、菖蒲、葱白、当归、地龙、全蝎。若兼见神疲乏力，少气自汗，加入黄芪、党参；若兼见心烦面赤，舌红，苔黄者，加栀子、连翘、薄荷、桑叶、菊花；若兼有畏寒肢冷、感寒加重，可加制附子、桂枝；若兼有头颈部不能转动者，加威灵仙、鬼箭羽、王不留行。

4.肾精不足证　眩晕，视力减退，两目干涩，健忘，口干，耳鸣，神疲乏力，五心烦热，盗汗，失眠，腰膝酸软无力，遗精，舌红，少苔，脉细数。

治法：滋补肝肾，养阴填精。

方药：左归丸加减。常用药：熟地黄、山茱萸、山药、龟板胶、鹿角胶、杜仲、枸杞子、菟丝子、川牛膝。若阴虚火旺，有五心烦热，潮热颧红，舌红，少苔，脉细数者，可加鳖甲、知母、黄柏、牡丹皮、地骨皮；若肾失封藏固摄，遗精滑泄者，可加芡实、莲须、桑螵蛸；若兼失眠，多梦，健忘者，加阿胶、鸡子黄、酸枣仁、柏子仁；若阴损及阳，肾阳虚明显，表现四肢不温，形寒怕冷，精神萎靡，舌淡，脉沉者，或予右归丸，或加巴戟天、淫羊藿、肉桂；若兼见下肢水肿，尿少，可加桂枝、茯苓、泽泻；若兼见便溏，腹胀少食，可加白术、茯苓。

第二节 冠状动脉粥样硬化性心脏病

冠状动脉粥样硬化性心脏病指冠状动脉发生粥样硬化引起管腔狭窄或闭塞，导致心脏缺血缺氧或坏死而引起的心脏病，简称冠心病，也称缺血性心脏病。患者一旦骨折后，常因骨折本身导致的疼痛、夜间睡眠差、血压波动大、贫血、对手术充满焦虑和恐惧、肢体制动、便秘等多因素加重心肌的缺血缺氧，从而诱发心绞痛的发作。但对于骨科患者来说，因症状不典型而考虑颈椎病或腰椎病，或者因骨折的疼痛往往掩盖心绞痛的症状，常忽略心绞痛的发生；尤其是对于老年骨折患者，因其大多数为无症状性心绞痛，心绞痛的典型症状不明显，只有通过常规静息心电图或者动态心电图，结合动态心肌酶学结果来确诊。

冠心病现多分为两大类：慢性冠状动脉疾病和急性冠状动脉综合征（ACS）。前者也称慢性心肌缺血综合征，包括稳定型心绞痛、缺血性心肌病和隐匿型冠心病等；后者包括不稳定型心绞痛（UA）、非ST段抬高心肌梗死（NSTEMI）和ST段抬高心肌梗死（STEMI），也有的将冠心病猝死包括在内。

下文仅对常见的几种情况加以介绍。

【慢性冠状动脉疾病】

一、稳定型心绞痛

稳定型心绞痛又称为劳力性心绞痛。心绞痛反复发作，持续数月，且心绞痛发作的性质如诱因、持续时间、缓解方式等基本稳定。当粥样硬化斑块致管腔狭窄，在冠状动脉供血不能代偿心肌供血时，即引起心绞痛。

一部分患者因手臂疼痛、腰背痛来骨科就诊，门诊或病房常常需考虑心绞痛发作，需常规行心电图及心肌酶学排查。对于骨折患者，一方面因为骨折所致的疼痛、肢体制动、血压波动较大、大便干结难解、对手术的恐惧、环境改变所致的睡眠障碍等因素导致心肌耗氧量增多；另一方面因为骨折所致失血导致心肌供血不足，诱发稳定型心绞痛。

（一）临床表现

1. 诱因　疼痛、寒冷、精神紧张、便秘、腹胀、谵妄等。

2. 部位　疼痛大多数位于胸骨后中、上 1/3 段，可波及心前区，向左肩、左上肢尺侧、下颌放射，也可向上腹部放射。少数患者以放射部位为主要不适部位。

3. 性质　心绞痛是一种钝痛，为压迫、憋闷、堵塞、紧缩等不适感，重者可伴出汗、濒死感。老年骨折患者疼痛往往不典型，常被骨折疼痛所掩盖。

4. 时间　可数日发作 1 次，也可一日内发作多次。发作时一般持续 3~5 min，不超过 15 min。

5. 缓解方式　休息数分钟即可缓解，或服用硝酸酯类药物后 1~3 min 也可缓解。

（二）检查

1. 实验室检查　胸痛等症状明显者进一步查血清心肌损伤标志物。血糖、血脂、同型半胱氨酸、尿酸等检查可了解稳定型心绞痛的危险因素。血常规、甲状腺功能检查结果等可帮助鉴别诊断。对于既往有冠心病病史的患者，建议进行常规性心肌酶学检查。

2. 心电图及其他检查

（1）静息心电图　为必须检查项目，虽然约半数以上稳定型心绞痛患者静息心电图结果正常，但可提供与冠心病相关的某些信息，如有陈旧性心肌梗死的改变或非特异性 ST 段和 T 波异常。也可作为病情发生变化时的心电图参照。

（2）动态心电图　比静息心电图更加准确且具有诊断意义。

（3）其他　超声检查、冠状动脉 CT 血管成像及冠状动脉造影等检查。

（三）诊断

根据稳定型心绞痛的发作特点，结合存在的冠心病危险因素及辅助检查可明确诊断。

（四）西医治疗

治疗的目的包括：纠正心绞痛的诱因，改善冠状动脉血供和降低心肌氧耗的情况，以缓解症状及预防心血管事件。

1. 一般治疗　①积极处理骨折原发病，镇痛，心理疏导，充分向患者告知骨折后相关注意事项，减轻患者对骨折、手术的相关焦虑和恐惧，保持大便通畅。②管理血脂、血压、血糖水平。血压升高予以降压治疗，力争将血压控制在正常范围，优先推荐口服 CCB、ACEI、ARB 等降压药；一旦诊断为高血压急症或危象，应立即通过静脉给药降压。积极纠正高血糖或低血糖，合并糖尿病者，须严格执行糖尿病饮食，监测血糖水平，根据血糖水平、手术类型及既往服药情况重新制订降血糖方案（口服降血糖药物或者皮下注射胰岛素，或者混合方案）。

2. 药物治疗

1）缓解症状、改善缺血的药物　目前主要包括 β 受体阻滞剂、硝酸酯类药物和 CCB 三类。此外，也有其他药物。缓解症状、改善缺血的药物应与预防心血管事件的药物联合使用，其中 β 受体阻滞剂同时兼有两方面的作用。

（1）β 受体阻滞剂　β 受体阻滞剂应作为初始治疗药物(表1-6)。使用剂量应个体化，从较小剂量开始，逐级增加剂量，以能缓解症状、使心率控制在 55~60 次 /min 为宜。

表1-6　常用 β 受体阻滞剂

药物	剂量	服药方法	类型
酒石酸美托洛尔	25~100 mg	2 次 / 天，口服	选择性 β_1 受体阻滞剂
琥珀酸美托洛尔	47.5~190 mg	1 次 / 天，口服	选择性 β_1 受体阻滞剂
比索洛尔	5~10 mg	1 次 / 天，口服	选择性 β_1 受体阻滞剂
卡维地洛	25~50 mg	1 次 / 天或 2 次 / 天，口服	α、β 受体阻滞剂

（2）硝酸酯类　舌下含服硝酸甘油片 0.25~0.5 mg，每 5 min 含服 1 次直至症状缓解，15 min 内含服最大剂量不超过 1.5 mg。第

一次用药时，患者宜平卧休息，必要时吸氧。长效硝酸酯类如单硝酸异山梨酯缓释片可用 30~60 mg，口服，1 次 / 天。

（3）CCB　常用非二氢吡啶类，包括维拉帕米缓释片 240 mg，口服，1 次 / 天，地尔硫䓬缓释片 90 mg，口服，1 次 / 天。

（4）曲美他嗪　可与 β 受体阻滞剂等抗心肌缺血药物联用。曲美他嗪可作为二线用药，口服 20 mg，3 次 / 天。

（5）尼可地尔　长期使用可稳定冠状动脉斑块；可用于治疗微血管性心绞痛。可单独应用，或与 β 受体阻滞剂及 CCB 联用，口服 5 mg，3 次 / 天。

（6）伊伐布雷定　在慢性稳定型心绞痛患者中，如存在 β 受体阻滞剂不耐受、无效或禁忌证，窦性心律且心率＞ 60 次 /min 的患者可选用此药物。口服 5~7.5 mg，2 次 / 天。

（7）雷诺嗪　在 β 受体阻滞剂、CCB 无效或不耐受时加用，口服 500~1 000 mg，2 次 / 天。

2）改善预后的药物　目前主要包括抗血小板药物、调脂药物、β受体阻滞剂、ACEI 和 ARB。

（1）抗血小板药物　至少需要服用一种抗血小板药物，所有的急性或慢性心肌缺血性心脏病患者，无论是否有症状，只要没有禁忌证，就应该每日常规服用阿司匹林 75~100 mg，不耐受阿司匹林者应使用氯吡格雷代替。

（2）调脂药物　依据其血脂基线水平首选起始剂量中等强度的他汀类调脂药物，根据个体调脂疗效和耐受情况，适当调整剂量，推荐以低密度脂蛋白胆固醇（LDL-C）为首要干预靶点，使 LDL-C 目标值＜ 1.8 mmol/L。若 LDL-C 水平不达标，可与其他调脂药物联合应用。如果 LDL-C 基线值较高，现有调脂药物标准治疗 3 个月后难以降至基本目标值时，可考虑将 LDL-C 至少降低 50% 作为替代目标。若 LDL-C 基线值已在目标值以内，可将其 LDL-C 从基线值降低 30%。LDL-C 达标后不应停药或盲目减量。他汀类药物降 LDL-C 强度及对应的剂量见表 1-7。

表 1-7　他汀类药物降 LDL-C 强度及对应的剂量

降胆固醇强度	药物及剂量
高强度（每日剂量可降低 LDL-C ≥ 50%）	阿托伐他汀 40 mg 瑞舒伐他汀 20 mg
中等强度（每日剂量可降低 LDL-C 25%~50%）	阿托伐他汀 10~20 mg 瑞舒伐他汀 5~10 mg 辛伐他汀 20~40 mg 氟伐他汀 80 mg 洛伐他汀 40 mg 匹伐他汀 2~4 mg 普伐他汀 40 mg

（3）β 受体阻滞剂　对心肌梗死患者，β 受体阻滞剂能显著降低 30% 死亡和再发梗死风险。对合并慢性心衰患者，琥珀酸美托洛尔、比索洛尔和卡维地洛与 ACEI、利尿药伴 / 不伴洋地黄同时应用，能显著降低死亡风险，改善患者生活质量。

（4）ACEI 或 ARB　ACEI 类药物能使无心衰的稳定型心绞痛患者或高危冠心病患者的主要终点事件（心血管死亡、心肌梗死、卒中等）风险降低。对稳定型心绞痛患者，尤其是合并高血压、左室射血分数（LVEF）≤ 40%、糖尿病或慢性肾脏病的高危患者，只要无禁忌证，均可考虑使用 ACEI 或 ARB。常用 ACEI 类药物及用法：卡托普利（12.5~50 mg，3 次 / 天），依那普利（5~10 mg，2 次 / 天），培哚普利（4~8 mg，1 次 / 天），贝那普利（10~20 mg，1 次 / 天）。常用 ARB 类药物及用法：缬沙坦（80~160 mg，1 次 / 天），厄贝沙坦（150 mg，1 次 / 天），氯沙坦（50~100 mg，1 次 / 天）。

3）血运重建　在接受规范的药物治疗的前提下，缺血症状明显及存在较大范围心肌缺血证据的患者，预判血运重建的获益大于风险，可根据病变特点选择相应方式。

二、隐匿型冠心病

隐匿型冠心病是指临床无症状，但有心肌缺血客观证据（心电活动、心肌血流灌注及心肌代谢等异常）的冠心病，亦称无症状性冠心病。其心肌缺血的心电图表现可见于静息时，或在增加心脏负荷时才出现，常为动态心电图所发现。在临床中，对于老年骨折患者尤其是高龄患者，发生隐匿型冠心病的比例高，但往往因心肌缺血的典型症状时有时无、症状轻、无明确的部位，常被骨折所致的疼痛所掩盖；或者患者患有阿尔茨海默病（又称老年性痴呆）、谵妄，不能准确描述心肌缺血的相关症状。

（一）临床表现

隐匿型冠心病可分为 3 种类型：①有心肌缺血的客观证据，但无心绞痛症状。②曾有过心肌梗死史，现有心肌缺血客观证据，但无症状。③有心肌缺血发作，有时有症状，有时无症状，此类患者多见。

（二）诊断

主要依据静息、动态心电图检查，心肌酶学，或进一步颈动脉内－中膜厚度、踝肱比或冠状动脉计算机体层血管成像（CTA）评估冠状动脉钙化分数。根据患者危险度采取不同的检查。同时排除引起的缺血性 ST-T 改变的其他情况，如包括心肌炎、心肌病、心包疾病、电解质紊乱、内分泌疾病、药物作用等。

（三）西医治疗

对明确诊断的隐匿型冠心病患者应使用药物治疗，预防心肌梗死或死亡，并治疗相关危险因素，其治疗建议基本同稳定型心绞痛。

在无禁忌证的情况下，无症状的患者应该使用下列药物来预防心肌梗死和死亡：①有心肌梗死既往史者应使用阿司匹林；②有心肌梗死既往史者应使用 β 受体阻滞剂；③确诊冠心病或 2 型糖尿病者应使用他汀类药物进行调脂治疗；④伴糖尿病和（或）心脏收缩功能障碍的冠心病患者应使用 ACEI。

药物治疗后仍持续有心肌缺血发作者，应行冠状动脉造影以明确病变的严重程度，并考虑进行血运重建手术治疗。

【急性冠状动脉综合征】

急性冠状动脉综合征（ACS）是一组由急性心肌缺血引起的临

床综合征，主要包括不稳定型心绞痛（UA）、非 ST 段抬高心肌梗死（NSTEMI）以及 ST 段抬高心肌梗死（STEMI）。一般将 UA 和 NSTEMI 合称为非 ST 段抬高急性冠状动脉综合征（NSTEACS）。动脉粥样硬化不稳定斑块破裂或糜烂导致冠状动脉内急性血栓形成，被认为是大多数 ACS 发病的主要病理基础。血小板激活在其发病过程中起着非常重要的作用。

骨折患者一旦合并 ACS，须立即寻找诱发因素，解除诱发因素，如因骨折所致血容量不足诱发 ACS，须优先补充血容量，纠正酸中毒，稳定内环境。如因动脉粥样硬化不稳定斑块破裂或糜烂导致冠状动脉内急性血栓形成，须在骨折原发病的常规处理上，优先改善冠状动脉缺血缺氧的症状，防止心肌损伤继续加重。

一、NSTEACS

UA 包括了除稳定型心绞痛以外的初发型、恶化型心绞痛和各型自发性心绞痛。若 UA 伴有血清心肌损伤标志物明显上升，此时可确立 NSTEMI 的诊断。UA 与 NSTEMI 的主要不同表现在于缺血严重程度以及是否导致心肌损害。

（一）临床表现

NSTEACS 的临床表现一般具有以下 3 个特征之一：① 静息时或夜间发生心绞痛，持续时间常 > 20 min；②新近（2 个月内）发生的心绞痛且程度严重（≥ CCS 分级 Ⅲ 级 *）；③心绞痛症状逐渐加重（包括发作的频度、持续时间、严重程度和疼痛放射到新的部位）。而原来可以缓解心绞痛的措施此时变得无效或不完全有效。发作时可有出汗、皮肤苍白湿冷、恶心、呕吐、心动过速、呼吸困难、出现第三或第四心音等表现。

（二）检查

1. 心电图　症状发作时的心电图尤其有意义，与之前心电图对比，可提高诊断价值。大多数患者胸痛发作时有一过性 ST 段（抬高或压低）和 T 波（低平或倒置）改变，其中 ST 段的动态改变（≥ 0.1 mV

---

*CCS 分级 Ⅲ 级指加拿大心血管学会（CCS）心绞痛严重度分级 Ⅲ 级。

的抬高或压低）是严重冠状动脉疾病的表现，可能会发生急性心肌梗死或猝死。不常见的心电图表现为 U 波的倒置。通常上述心电图动态改变可随着心绞痛的缓解而完全或部分消失。若心电图改变持续 12 h 以上，则提示 NSTEMI 的可能。若患者具有稳定型心绞痛的典型病史或冠心病诊断明确，即使没有心电图改变，也可以根据临床表现作出 UA 的诊断。

2. 连续心电监护　连续的心电监护可发现无症状时的心电图波形和心绞痛发作时的 ST 段改变。连续 24 h 心电监护发现 85%~90% 的心肌缺血可不伴有心绞痛症状。

3. 冠状动脉造影和其他侵入性检查　冠状动脉造影能提供详细的血管相关信息，可明确诊断、指导治疗并评价预后。

4. 心肌损伤标志物检查　心肌肌钙蛋白（cTn）在症状发生后超过正常参考值上限的第 99 百分位需考虑 NSTEMI 的诊断。

5. 其他检查　胸部 X 线、心脏超声和放射性核素检查的结果与稳定型心绞痛患者的结果相似，但阳性发现率会更高。

（三）诊断

根据心绞痛症状、典型的缺血性心电图改变及心肌损伤标志物等检查，可以作出 UA 或 NSTEMI 诊断。

（四）西医治疗

NSTEACS 是内科急症，治疗结局主要受是否迅速诊断和治疗的影响，因此应及早发现、及早治疗。NSTEACS 的治疗目标是快速解除心肌缺血状态，防止进一步演变成心肌梗死和死亡，并进行长期的二级预防。

1. 一般治疗　立即卧床休息，消除紧张情绪，必要时给予镇静、镇痛药和抗焦虑药，如苯二氮䓬类、吗啡，保持环境安静，给予至少 24 h 的心电监护。病情稳定或血运重建使症状控制后，应鼓励患者早期活动，保持大便通畅。当明确低氧血症（$SpO_2 < 90\%$）或存在左心衰竭时需氧疗。最初饮食应以易消化的流质、半流质食物为主，宜少量多餐。同时积极处理可能引起心肌耗氧量增加的疾病，如感染、发热、甲状腺功能亢进、贫血、低血压、心衰等。

2. 抗栓治疗 应给予积极的抗栓治疗而非溶栓治疗。抗栓治疗包括抗血小板和抗凝两部分。

（1）抗血小板治疗 ①阿司匹林肠溶片：所有无禁忌证的 NSTEACS 患者起病后都应迅速给予阿司匹林，起始负荷剂量为 150~300 mg，嚼服，维持剂量为 75 ~100 mg/d，如无禁忌证或不耐受应一直使用。②氯吡格雷：所有 NSTEACS 患者，只要无禁忌证，均应在阿司匹林基础上联合使用氯吡格雷，负荷剂量为 300~600 mg，维持剂量为 75 mg/d。

（2）抗凝治疗 除非有禁忌证（如活动性出血或已应用链激酶或复合纤溶酶链激酶），所有 NSTEACS 患者，无论初始治疗策略如何，应在抗血小板治疗的基础上常规接受抗凝治疗。常用的抗凝药包括磺达肝癸钠、低分子量肝素等。①磺达肝癸钠：是选择性 Xa 因子间接抑制剂，2.5 mg/d，皮下注射。②低分子量肝素：具有更合理的抗 Xa 因子和 IIa 因子活性的作用，可以皮下应用，不需要实验室监测。诺肝素 1 mg/kg 皮下注射，每 12 h 1 次（肌酐清除率 < 30 ml/min 者则每天 1 次），整个住院期间应用（最多 8 天）或直至行经皮冠状动脉介入术（PCI）前 8 h，接受 PCI 时再静脉给予 3 mg/kg。其他低分子量肝素还包括那曲肝素 0.1 ml/10 kg 或达肝素 120 U/kg（最大剂量为 24 h 10 000 U），皮下注射，每 12 h 1 次。

3. 抗心肌缺血治疗

（1）硝酸酯类药物 对于反复发作的心绞痛患者，先给予舌下含服硝酸甘油 0.3~0.6 mg，必要时每间隔 3~5 min 可连用 3 次。出现持续缺血、高血压、急性左心衰竭的患者，在最初 24~48 h 的治疗中，静脉内应用硝酸甘油或硝酸异山梨酯有利于控制心肌缺血发作，还可以通过降低心脏负荷与扩张血管等作用对心衰和高血压患者发挥治疗作用；硝酸甘油开始用 5~10 μg/min，每 5~10 min 增加为 5~10 μg/min，直至症状缓解或出现明显副作用（头痛或低血压，收缩压低于 90 mmHg 或相比用药前平均动脉压下降 30 mmHg），200 μg/min 为一般最大推荐剂量。静脉滴注硝酸异山梨酯的剂量范围为 2~7 mg/h，初始剂量为 30 μg/min，如滴注 30 min 以上无不良反应则可逐渐加量。

（2）β 受体阻滞剂　应尽早用于所有无禁忌证的 NSTEACS 患者。推荐使用具有心脏 $β_1$ 受体选择性的药物如琥珀酸美托洛尔、比索洛尔。口服从小剂量开始（相当于目标剂量的 1/4），逐渐递增，使静息心率降为 55~60 次 /min。

（3）CCB　可作为治疗持续性心肌缺血的次选药物。

4. RASS 抑制剂　对于 LVEF ≤ 40%、高血压、糖尿病、稳定慢性肾脏病的 NSTEACS 患者，应给予口服 ACEI，不能耐受 ACEI 者可用 ARB 替代。

5. 调脂治疗　早期和持续应用高强度的他汀类药物，使 LDL-C 水平降至 1.8 mmol/L 以下或自基线降低 50%，并长期使用他汀类药物。甘油三酯显著升高者可加用贝特类药物。

6. 血运重建治疗。

（五）中医治疗

1. 中医辨证论治

（1）心血瘀阻证

治法：活血化瘀，行气通络。

方药：血府逐瘀汤。常用药：桃仁、红花、当归、生地黄、川芎、赤芍、牛膝、柴胡、枳壳、甘草、桔梗。

（2）寒凝心脉证

治法：辛温通阳，开痹散寒。

方药：瓜蒌薤白白酒汤加味。常用药：全瓜蒌、薤白、白酒、枳实、桂枝、制附子、丹参、檀香。

（3）痰浊内阻证

治法：通阳泄浊，豁痰开结。

方药：瓜蒌薤白半夏汤加味。常用药：全瓜蒌、薤白、半夏、厚朴、枳实、桂枝、茯苓、炙甘草、干姜、细辛等。

（4）心气虚弱证

治法：补气益血，养血安神。

方药：归脾汤加减。常用药：白术、人参、黄芪、当归、甘草、茯苓、远志、酸枣仁、木香、龙眼肉、生姜、大枣等。

（5）心肾阴虚证

治法：滋阴益肾，养心活血。

方药：左归丸加减。常用药：熟地黄、菟丝子、川牛膝、龟板胶、鹿角胶、山药、山茱萸、枸杞子、人参、麦冬、五味子、酸枣仁、当归、丹参、川芎等。

（6）心肾阳虚证

治法：益气温阳，活血通络。

方药：参附汤合右归丸加减。常用药：人参、熟地黄、制附子、肉桂、山药、酒山茱萸、菟丝子、鹿角胶、枸杞子、当归、杜仲等。

2.中成药　以上几证，除心肾阳虚证外，均以复方丹参滴丸或速效救心丸6~10粒，口服，3次/天；丹红注射液20~40 ml加入0.9%氯化钠注射液250 ml或5%葡萄糖注射液250 ml中静脉滴注，1次/天。心肾阳虚证以复方丹参滴丸或速效救心丸6~10粒，口服，3次/天；参附注射液40~100 ml加入0.9%氯化钠注射液250 ml或5%葡萄糖注射液250 ml中静脉滴注，1次/天。

二、STEMI

STEMI可发生于频发心绞痛的患者，也可发生在原来从无症状者中。STEMI后发生的严重心律失常、休克或心力衰竭，均可使冠状动脉血流量进一步降低，心肌坏死范围扩大。

（一）临床表现

按临床过程和心电图的表现，本病可分为急性期、演变期和慢性期，但临床症状主要出现在急性期中，部分患者还有一些先兆表现。

STEMI病情随梗死的大小、部位、发展速度和原来心脏的功能情况等不同而轻重不同。可见：①疼痛；②全身症状（发热）；③胃肠道症状；④心律失常；⑤低血压和休克；⑥心衰（左心衰竭见呼吸困难、咳嗽、发绀、咳粉红色泡沫痰，右心衰竭见颈静脉怒张、肝大和水肿）。

（二）分级、分型

发生于急性心肌梗死时的心衰称为泵衰竭，根据临床上有无心衰及其程度，常按 Killip 分级法分级。第Ⅰ级为左心衰竭代偿阶段，无心衰征象，肺部无啰音，但肺毛细血管楔压（PCWP）可升高；第Ⅱ级为轻至中度左心衰竭，肺部啰音的范围小于肺野的 50%，可出现第三心音奔马律、持续性窦性心动过速，有肺淤血的 X 线表现；第Ⅲ级为重度心衰，急性肺水肿，肺部啰音的范围大于两肺野的 50%；第Ⅳ级为心源性休克，表现为收缩压 < 90 mmHg、少尿、皮肤湿冷、发绀、呼吸加速、脉搏快。

Forrester 等根据血流动力学指标肺毛细血管楔压和心排血指数（CI）评估有无肺淤血和周围灌注不足的表现，从而将急性心肌梗死分为 4 个血流动力学亚型。

Ⅰ型：既无肺淤血又无周围组织灌注不足，心功能处于代偿状态。CI > 2.2 L/（min·m^2），PCWP ≤ 18 mmHg，病死率约为 3%。

Ⅱ型：有肺淤血，无周围组织灌注不足，为常见临床类型。CI > 2.2 L/（min·m^2），PCWP > 18 mmHg，病死率约为 9%。

Ⅲ型：有周围组织灌注不足，无肺淤血，多见于右心室梗死或血容量不足者。CI < 2.2 L/（min·m^2），PCWP ≤ 18 mmHg，病死率约为 23%。

Ⅳ型：兼有周围组织灌注不足与肺淤血，为最严重类型。CI ≤ 2.2 L/（min·m^2），PCWP > 18 mmHg，病死率为 51%。

（三）并发症

STEMI 的并发症可分为机械性并发症（如心室游离壁破裂、室间隔穿孔、乳头肌功能不全或断裂、室壁膨胀瘤或称室壁瘤）、缺血性并发症（如梗死延展、再梗死）、栓塞性并发症（如体循环栓塞、肺动脉栓塞）和炎症性并发症（如心包炎）。

（四）危险分层

STEMI 的患者具有以下任何一项者可被确定为高危患者：高龄、女性、Killip 分级为Ⅱ~Ⅳ级、既往心肌梗死史、心房颤动、前壁心肌梗死、肺部啰音、收缩压 < 100 mmHg、心率 > 100 次 /min、糖尿病、cTn 明显升高、溶栓治疗失败、伴有右心室梗死和血流动力学异常的下壁心肌梗死、合并机械性并发症。

（五）辅助检查

1. 心电图检查

（1）特征性改变　在面向透壁心肌坏死区的导联上出现以下特征性改变：①宽而深的Q波（病理性Q波）；②ST段抬高呈弓背向上型[指相邻两个导联新发生的ST段抬高，J点抬高的界限值：在$V_2 \sim V_3$导联≥0.2 mV（男性），≥0.15 mV（女性），和（或）其他导联≥0.1 mV]；③T波倒置，往往宽而深，两支对称。在背向梗死区的导联上则出现相反镜像的改变，即R波增高、ST段压低和T波直立并增高。

（2）动态性改变　①起病数小时内，可无异常或出现异常高大，两支不对称的T波。②数小时后，ST段明显抬高，弓背向上，与直立的T波连接，形成单相曲线。数小时到2天内出现病理性Q波（又称Q波型心肌梗死），同时R波减低，为急性期改变；Q波在3~4天稳定不变，以后70%~80%患者永久存在。③如不进行治疗干预，ST段抬高持续数日至2周左右，逐渐回到基线水平，T波则变为平坦或倒置，是为亚急性期改变。④数周至数月以后，T波呈V形倒置，两支对称，波谷尖锐，为慢性期改变，T波倒置可永久存在，也可在数月到数年内逐渐恢复。合并束支传导阻滞尤其是左束支传导阻滞，在原来部位再次发生急性心肌梗死时，心电图表现多不典型，不一定能反映出急性心肌梗死特征。

2. 心肌坏死标志物测定

（1）cTn　是诊断心肌坏死最特异和敏感的首选标志物。通常在急性心肌梗死后3~4 h开始升高，2~5天达到峰值，持续10~14天；cTn超过正常参考值上限的第99百分位，结合心肌缺血证据即可诊断急性心肌梗死。

（2）血清酶学检查　肌酸激酶同工酶（CK-MB）判断心肌坏死的临床特异性和敏感性较高，在起病后4 h内增高，16~24 h达高峰，3~4天恢复正常。急性心肌梗死时其测定值超过正常上限并有动态变化。

3. 超声心动图　有胸痛而无特征性心电图变化时，超声心动图有助于除外主动脉夹层。对心肌梗死患者，床旁超声心动图对发现机械性并发症很有价值。

4. 选择性冠状动脉造影　明确冠状动脉病变的主要方法，对适合直接 PCI 的患者，冠状动脉造影的时间越早越好。

（六）诊断

检测到 cTn 水平升高超过正常参考值上限的第 99 百分位，且符合下列条件中的至少 1 项：①心肌缺血的症状；②心电图提示新发缺血性改变（新发 ST-T 改变或新发左束支传导阻滞）；③心电图出现病理性 Q 波；④影像学证据提示新发局部室壁运动异常或存活心肌丢失；⑤冠状动脉造影或尸检发现冠状动脉内存在新鲜血栓。

（七）西医治疗

治疗原则是保护和维持心脏功能，挽救濒死的心肌，防止梗死面积扩大，缩小心肌缺血范围，及时处理各种并发症，防止猝死，使患者不但能渡过急性期，且康复后还能保持尽可能多的有功能的心肌。

1. 一般治疗　①休息：急性期卧床休息，保持环境安静，减少探视，防止不良刺激，解除焦虑。②监测：进行心电图、血压和呼吸的监测，除颤仪应随时处于备用状态。③吸氧：对有呼吸困难和 SpO_2 降低者，最初几天间断或持续通过鼻导管或面罩吸氧。④护理：急性期 12 h 内卧床休息，若无并发症，24 h 内应鼓励患者在床上行肢体活动。⑤建立静脉通道，保持给药途径畅通。⑥镇痛：吗啡 2~4 mg 静脉注射或哌替啶 50~100 mg 肌内注射，必要时 5~10 min 重复，可减轻患者交感神经过度兴奋和濒死感。

2. 再灌注治疗　及早再通闭塞的冠状动脉，使心肌得到再灌注，挽救濒死的心肌或缩小心肌梗死的范围，是一种关键的治疗措施。它还能极有效地解除疼痛。

（1）溶栓治疗　在充分掌握适应证和禁忌证的基础上可进行静脉溶栓或局部介入溶栓。给药方案如下。①阿替普酶：全量 90 min 加速给药法，首先静脉注射 15 mg，随后以 0.75 mg/kg 在 30 min 内持续静脉滴注（最大剂量不超过 50 mg），继之以 0.5 mg/kg 于 60 min 内持续静脉滴注（最大剂量不超过 35 mg）。半量给药法，

50 mg 溶于 50 ml 专用溶剂，首先静脉注射 8 mg，其余 42 mg 于 90 min 内滴完。②尿激酶：150 万 U 溶于 100 ml 0.9% 氯化钠注射液中，在 30 min 内静脉滴注。③重组人尿激酶原：20 mg 溶于 10 ml 0.9% 氯化钠注射液中，在 3 min 内静脉注射，继之以 30 mg 溶于 90 ml 0.9% 氯化钠注射液中，在 30 min 内静脉滴注。溶栓再通的判断指征如下。①直接指征：冠状动脉造影所示血流情况通常采用心肌梗死溶栓治疗（TIMI）血流分级，根据 TIMI 血流分级，2、3 级者表明血管再通，但 2 级者为通而不畅，3 级为完全性再通，溶栓失败则梗死相关血管持续闭塞（TIMI 血流分级为 0~1 级）。②间接指征：a.60~90 min 抬高的 ST 段至少回落 50%；b. 肌钙蛋白 T（cTnT）峰值提前至发病 12 h 内，CK-MB 峰值提前到 14 h 内出现；c.2 h 内胸痛症状明显缓解；d. 治疗后 2~3 h 出现再灌注心律失常，如加速性室性自主节律、房室传导阻滞或束支传导阻滞突然改善或消失，或下壁心肌梗死患者出现一过性窦性心动过缓、窦房传导阻滞伴或不伴低血压。上述 4 项中，心电图变化和心肌损伤标志物峰值前移最重要。

（2）PCI 可转至有条件的胸痛中心治疗。

（3）冠状动脉旁路移植手术（CABG） 可转至有条件的胸痛中心治疗。

3. 其他药物治疗 详见 NSTEACS 部分内容。

4. 抗心律失常治疗 详见心律失常部分内容。

5. 抗低血压和心源性休克治疗 根据休克纯属心源性，抑或尚有周围血管舒缩障碍，或血容量不足等因素存在，分别处理。

（1）补充血容量 可根据血流动力学监测结果来决定输液量。如中心静脉压（CVP）低，为 5~10 cmH$_2$O*，PCWP 在 6 mmHg 以下，心输出量低，提示血容量不足，可静脉滴注低分子右旋糖酐或 5%~10% 葡萄糖注射液，输液后如 CVP > 18 cmH$_2$O，PCWP > 15 mmHg，则应停止。右心室梗死时，CVP 的升高则未必是补充血容量的禁忌证。

---

*1 cmH$_2$O=0.098 kPa，全书同。

（2）应用升压药　补充血容量，血压仍不升，而 PCWP 和心输出量正常时，提示周围血管张力不足，可选用血管收缩药。①多巴胺：< 3 μg/（kg·min）可增加肾血流量；严重低血压时，以 5~15 μg/（kg·min）静脉滴注；②多巴酚丁胺：必要时可以 3~10 μg/（kg·min）与多巴胺同时静脉滴注；③去甲肾上腺素：大剂量多巴胺无效时，也可以 2~8 μg/min 静脉滴注。

（3）应用血管扩张药　经上述处理，血压仍不升，而 PCWP 增高，心输出量低，或周围血管显著收缩，以致四肢厥冷，并有发绀时，可用血管扩张药以减低周围阻力和心脏的后负荷，降低左心室射血阻力，从而增加心输出量，改善休克状态。血管扩张药要在严密监测血流动力学情况下谨慎应用，可选用硝酸甘油或硝酸异山梨酯、硝普钠、酚妥拉明等。

（4）治疗休克的其他措施　包括纠正酸中毒、纠正电解质紊乱、避免脑缺血、保护肾功能，必要时应用糖皮质激素和洋地黄制剂。

（5）辅助循环装置　包括主动脉内球囊反搏术（IABP）和左心室辅助装置。

6. 右心室心肌梗死的处理　右心室心肌梗死大多与下壁心肌梗死同时发生，易出现低血压，但很少伴发心源性休克。预防和治疗原则是维持有效的右心室前负荷，避免使用利尿药和具有血管扩张作用的药物（如硝酸酯类、ACEI 或 ARB、阿片类）。积极进行静脉扩容治疗，并最好进行血流动力学监测，PCWP 如达 15 mmHg，即应停止补液。若补液 1 000~2 000 ml，血压仍不回升，应静脉滴注正性肌力药（如多巴酚丁胺或多巴胺）。合并高度房室传导阻滞时，可予以安置临时起搏器。

（八）注意事项

1. 骨折择期手术的主要禁忌证是不稳定型心绞痛、急性心肌梗死。稳定型心绞痛的患者，术前应衡量患者诱发心绞痛的负荷水平，术前、术中尽量控制在此水平以下。择期手术的患者还可以根据情况考虑在行 PCI 后再行外科手术，可以减少术后心肌梗死的发生率和死亡率。

2. 稳定型缺血性心脏病和 NSTEMI 患者的治疗方案主要不同点在于，后者更适合采用血运重建治疗。因为 ACS 所引起的心肌缺血更容易演变成心肌梗死，甚至死亡。另外，ACS 患者用血运重建治疗比药物治疗更能有效地减少心绞痛的发生。

3. 心肌梗死后的骨折择期手术尽可能延迟至梗死后 6 个月进行；对于急诊手术，如果病情危及生命，则应当尽早进行，但必须做到全面血流动力学监测。

第三节　急性脑血管疾病

脑血管疾病（cerebrovascular disease CD）是指各种原因所致脑血管的病变引起的短暂或永久性脑功能障碍。脑卒中（stroke）属于急性脑血管疾病主要临床类型，是急性发生的局灶性血管源性神经功能缺损综合征，通常患者症状持续 24 h 以上或直接死亡，可排除其他非血管病因。脑卒中分为缺血性脑卒中和出血性脑卒中，前者主要为脑梗死，后者包括脑出血和蛛网膜下腔出血。

在临床中，有一部分人因外伤后导致骨折入院，追问病史，发现摔伤时伴有意识改变，询问既往有无高血压和（或）脑梗死病史并积极评估脑血管情况后，急查头颅 CT 或 MRI 发现其为急性脑血管疾病。还有一部分骨折患者，入院时查体，神经系统未见明显异常，但在住院过程中突然出现一侧肢体肌力下降或瘫痪、言语不利等情况，急查头颅 CT 或 MRI 也发现其为急性脑血管疾病。上面两种情况在老年人中尤其常见。

一、病因

脑血管疾病是血管源性脑部病损的总称，是全身性血管病变或系统性血管病在脑部的表现，仅有一小部分是局部的脑血管病损，如先天性动脉瘤、动静脉畸形 (AVM)、脑部肿瘤或外伤累及血管。引起脑血管疾病的病因可分为血管因素、血流动力学因素及血液成分因素。

1. 血管因素　主要是动脉硬化，包括动脉粥样硬化、高血压性小动脉硬化及其他血管因素，如脑动脉炎、动脉栓塞（主要来自心脏）。糖尿病及高脂血症可以促使动脉粥样硬化形成，药物过敏、中毒以及外伤等也可造成血管损害。

2. 血流动力学因素　主要是高血压及低血压。高血压造成细小动脉硬化以及玻璃样变和腔隙性梗死。高血压也会损伤血管内膜，促使动脉粥样硬化。骨折后引起血压突然剧烈波动（如疼痛或大量出血时）可造成严重脑缺血。

3. 血液成分因素　主要为白血病、贫血、红细胞增多症、血小板增多或缺乏等情况。血流动力学异常，如血液高凝状态、高脂血症、血纤维蛋白原增高及糖尿病等也是常见因素。

二、危险因素

1. 不可干预的危险因素　年龄、性别、种族、遗传因素等。

2. 可干预的危险因素　高血压、吸烟、糖尿病、心房颤动及其他心脏病、血脂异常、无症状颈动脉狭窄、饮食和营养、缺乏身体活动、超重与肥胖、代谢综合征、饮酒、睡眠呼吸暂停、高凝状态等。

3. 急性脑卒中的识别　若患者突然出现以下任一症状时应考虑急性脑卒中的可能：①一侧肢体（伴或不伴面部）无力或麻木；②一侧面部麻木或口角歪斜；③说话不清或理解语言困难；④双眼向一侧凝视；⑤单眼或双眼视力丧失或视物模糊；⑥眩晕伴呕吐；⑦既往少见的严重头痛、呕吐；⑧意识障碍或抽搐。

【急性缺血性脑卒中（急性脑梗死）】

急性缺血性脑卒中（AIS）是各种原因导致的脑组织血液供应障碍，并由此产生缺血缺氧性坏死，进而出现神经功能障碍的一组临床综合征，占脑卒中的 60% ~ 80%。缺血性脑卒中急性期的时间划分目前尚不统一，一般指发病后 2 周内。

在骨科病房中，这类患者常见于 AIS 导致意识障碍后摔倒引起的骨折，并以骨折收入院；同时也见于骨折围手术期因贫血、心房颤动、血压波动、血液高凝状态等情况导致 AIS。

一、诊断标准

1. 急性起病。

2. 局灶神经功能缺损（一侧面部或肢体无力、麻木，语言障碍等），少数为全面神经功能缺损。

3. 影像学出现责任病灶、症状或体征持续 24 h 以上。

4. 排除非血管性病因。

5. 头颅 CT 或 MRI 排除脑出血。

二、分类

AIS 分为大动脉粥样硬化型、心源性栓塞型、小动脉闭塞型、其他明确病因型和不明原因型 5 型。

三、西医治疗

处理原则：若为 AIS 并发骨折或者在骨折手术前并发 AIS，均先根据骨折部位、移位程度对骨折进行常规处理，并优先按 AIS 治疗；待 AIS 治疗 3~6 个月可再行骨折的处理。若为手术后新发 AIS，在积极处理 AIS 基础上，加强骨折的换药，待 AIS 进入恢复期后逐渐从小强度开始进行骨折康复锻炼。

（一）一般处理

1. 体位　推荐采取仰卧位。伴有气道阻塞、误吸风险以及怀疑颅内压增高的患者应将床头抬高 15°～30°。若骨折移位明显可行泡沫牵引或骨牵引固定。

2. 吸氧与呼吸支持　如果出现气道保护能力受损或呼吸衰竭，应建立人工气道及予以呼吸机辅助呼吸，维持 $SpO_2 > 94\%$。

3. 心脏监护与心脏病变处理　予以心电图检查，持续心电监护，并进行心脏超声及相关生化检查。

4. 体温控制　对体温 > 38℃的患者给予解热镇痛药降低体温，并寻找病因。

5. 血压控制　高血压的处理包括以下两方面。

（1）对于除血压升高外其他方面都符合静脉溶栓标准者，应谨慎降低血压，使收缩压 < 180 mmHg、舒张压 < 100 mmHg。

（2）对于缺血性脑卒中后 24 h 内血压升高的患者，当收缩压 ≥ 220 mmHg、舒张压 ≥ 120 mmHg 时，可缓慢降压，并严密观察血压变化，使下降幅度不超过 15%。

6. 血糖控制

（1）高血糖的患者应将血糖控制在 7.8 ~ 10.0 mmol/L。

（2）血糖低于 3.3 mmol/L 时，应口服或静脉滴注葡萄糖注射液治疗。

7. 营养支持

（1）正常经口进食者无须额外补充营养。

（2）不能正常经口进食者可通过鼻饲补充营养。

（3）胃肠道功能障碍或无法进行肠内营养支持者，可给予静脉营养支持。

8. 若骨折诱发疼痛，须按照疼痛评分及时给予镇痛治疗。

（二）再灌注治疗

1. 静脉溶栓　溶栓治疗是目前最重要的恢复血流的措施，推荐应用重组组织型纤溶酶原激活剂（rt-PA）。目前认为，有效抢救半暗带组织的时间窗为 4.5 h。国外只建议在临床试验中使用尿激酶。静脉溶栓的适应证：①年龄 ≥ 18 岁；②发病 4.5 h 以内；③脑功能损害的症状持续存在超过 1 h；④头颅 CT 已排除颅内出血，且无早期大面积脑梗死的影像学改变（梗死面积 > 1/3 大脑中动脉供血区）；⑤患者或家属签署知情同意书。

2. 血管内介入治疗　美国心脏协会（AHA）和美国卒中协会（ASA）推荐对于适宜的患者可在发病 6 h 内进行支架取栓治疗。

对于存在静脉溶栓禁忌证或静脉溶栓无效的大动脉闭塞患者，取栓装置是有益的补充或补救措施，但最好在发病 6 h 内达到再灌注（溶栓）血流 2b/3 级，6 h 后血管内介入治疗的有效性还不确定。

3. 抗血小板治疗　早期临床试验表明，阿司匹林能显著降低 AIS 患者随访期末病死率或致残率，减少复发。因此，对于不符合溶栓适应证且无禁忌证的 AIS 患者，发病后可口服阿司匹林 150 ~ 300 mg/d，急性期后可改为 50 ~ 150 mg/d。对于溶栓治疗后的患者，阿司匹林可在溶栓 24 h 后开始使用。轻型 AIS 患者，即美国国立卫生研究院卒中量表（NIHSS）评分 ≤ 3 分可尽早给予阿司匹林联合氯吡格雷治疗 21 天，但应严密观察有无出血风险。

4. 抗凝　急性期抗凝治疗虽已应用 50 多年，但一直存在争议。对大多数 AIS 患者，不推荐无选择地早期进行抗凝治疗。

5. 降纤　对不适合溶栓并经过严格筛选的 AIS 患者，特别是高纤维蛋白原血症者可选用降纤治疗。

6. 扩容、扩张血管、高压氧、亚低温等治疗　不推荐。

7. 其他改善脑部血液循环的药物　在临床工作中，个体化应用丁基苯酞、人尿激肽原酶。

（三）他汀类药物

1. AIS 发病前服用他汀类药物的患者，可继续使用他汀类药物治疗。

2. 在急性期根据患者年龄、性别、卒中亚型、伴随疾病及耐受性等临床特征，确定他汀类药物治疗的种类及强度。

（四）神经保护

目前，神经保护类药物在国内应用较多，但整体临床试验效果不令人满意，对 AIS 的预后并未产生明显的改善作用，国外也不推荐使用。

四、中医治疗

（一）中经络

1. 肝阳暴亢证　半身不遂，半身麻木，舌强语謇或不语，或口舌歪斜，眩晕头痛，面红目赤，口苦咽干，心烦易怒，尿赤便干，舌质红或红绛，脉弦有力。

治法：平肝息风，通经活络。

方药：天麻钩藤饮加减。常用药：天麻、钩藤（后下）、石决明、栀子、黄芩、川牛膝、杜仲、益母草、桑寄生、首乌藤、茯神等。

2. 风痰阻络证　突然发生口舌歪斜，半身不遂，或手足拘挛，口角流涎，舌强语謇，头晕，头痛，手足麻木，舌苔薄白或紫暗，或有瘀斑，脉弦涩。

治法：息风化痰，通经活络。

方药：半夏白术天麻汤合桃红四物汤加减。常用药：半夏、天麻、白术、茯苓、橘红、甘草、大枣、生姜、桃仁、红花、川芎、赤芍、当归等。

3. 痰热腑实证　半身不遂，口舌歪斜，语言謇涩或不语，偏身麻木，腹胀，便秘，头晕目眩，咳痰或痰多，舌质暗红或暗淡，苔黄或黄腻，脉弦滑或偏瘫侧脉弦滑而大。

治法：泻热通腑，化痰通络。

方药：星蒌承气汤加减。常用药：胆南星、全瓜蒌、生大黄、芒硝、厚朴、枳实等。

4. 气虚血瘀证　半身不遂，口舌歪斜，口角流涎，语言謇涩或不语，偏身麻木，面色㿠白，气短乏力，心悸，自汗，便溏，手足肿胀，舌质暗淡，舌苔薄白或白腻，脉沉细、细缓或细弦。

治法：益气活血，通经活络。

方药：补阳还五汤加减。常用药：炙黄芪、当归、赤芍、地龙、红花、桃仁、川芎等。

5. 阴虚风动证　语言謇涩或舌强不语，伸舌歪斜，手足瘛疭，手足麻木，痉挛，头晕，头重脚轻，步履不稳，喉中痰鸣，舌质红绛，少苔，脉细弦。

治法：滋阴潜阳，息风通络。

方药：大定风珠加减。常用药：龟板、牡蛎、鳖甲、白芍、麦冬、地黄、玄参、石斛、天麻、钩藤等。

（二）中脏腑

1. 阳闭证（痰热内闭）　突然昏仆，不省人事，牙关紧闭，口噤不开，两手握固，肢体偏瘫，拘急，抽搐。面红气粗，躁动不安，舌红苔黄，脉弦滑有力。

治法：化痰清热，辛凉开窍。

方药：安宫牛黄丸鼻饲，或可加用羚羊角汤加减。常用药：羚羊角粉、菊花、夏枯草、蝉衣、龟板、白芍、石决明、牡丹皮、菖蒲、远志等。

2.阴闭证（痰蒙清窍） 突然昏仆，不省人事，牙关紧闭，口噤不开，两手握固，肢体偏瘫，拘急，抽搐，面白唇紫或黯，四肢不温，静而不烦，舌质暗淡，苔白腻，脉沉滑。

治法：豁痰息风，辛温开窍。

方药：苏合香丸鼻饲，或合并涤痰汤加减。常用药：陈皮、半夏、茯苓、甘草、生姜、枳实、竹茹、菖蒲、胆南星、丹参等。

3.脱证（元气衰败） 突然昏仆，不省人事，面色苍白，目合口开，鼻鼾息微，手撒遗尿，汗出肢冷，舌萎缩，脉微欲绝或浮大无根。

治法：益气固脱，回阳救逆。

方药：参附汤合生脉散加减。常用药：人参、制附子、麦冬、五味子、山茱萸肉。

（三）中成药治疗

参附注射液 20~60 ml 加入 0.9% 氯化钠注射液 250 ml 中静脉滴注，或参脉注射液加入 60~100 ml 0.9% 氯化钠注射液 250 ml 中静脉滴注。

（四）针灸治疗（辨证取穴）

选取曲池、手三里、合谷等穴位；肝阳暴亢证加用风池、太冲等平肝潜阳；风痰阻络证加用风池、丰隆等祛风除痰；痰热腑实证加用支沟、阳陵泉等清热通腑；气虚血瘀证加用足三里、气海益气化瘀；阴虚风动证加用三阴交、肝俞滋阴息风。中脏腑神志不清患者根据病情予以醒脑开窍针刺法治疗。

【急性出血性脑卒中（脑出血）】

脑出血（intracerebral hemorrhage，ICH）指非创伤性脑内血管破裂，导致血液在脑实质内聚集。在骨折患者中，少部分因长期血压控制不佳、动脉粥样硬化或者颅内微小动脉瘤破裂导致脑出血后，因意识障碍摔倒引起骨折，并以骨折收入院。极少部分骨折患者入院后因长期血压高，且骨折引起疼痛加重血压升高而并发脑出血。

一、辅助检查

头颅 CT 是诊断脑出血的最重要依据，头颅 CT 可明确出血的部位及出血量大小，为疑似脑出血病例的首选检查。出血病灶为高信号，发病 1~2 天出血灶周边水肿不明显，3~5 天血肿周边水肿明显，1 周后血肿逐步消退，若出血量不大，血肿可在 4~6 周完全消除，替代以低密度的脑组织损伤区。头颅 MRI 是更为敏感的检查，除可检出血肿外，还可显示导致出血的某些病理状况，如肿瘤、动静脉畸形或感染等。

二、诊断标准

1. 急性起病。

2. 局灶神经功能缺损症状（少数为全面神经功能缺损），常伴有头痛、呕吐、血压升高及不同程度意识障碍。

3. 头颅 CT 或 MRI 证实。

三、西医治疗

处理原则：骨折合并脑出血或者脑出血合并骨折都是在常规处理骨折的基础上优先处理脑出血。脑出血的治疗包括内科治疗和外科治疗，大多数的患者以内科治疗为主，如果病情危重或发现有继发原因，且有手术适应证者，则应该进行外科治疗。急性期的主要治疗目标是抢救生命，尽可能地终止出血，防止血肿继续增大，发病 24 h 后患者死亡的主要原因是各种并发症及脑水肿。因此，基础护理、维持水及电解质平衡、控制感染，以及维护心、肾功能等措施是极为重要的。

（一）一般处理

脑出血患者在发病后的最初数天病情往往不稳定，应常规予以持续生命体征监测、神经系统评估、持续心肺监护，包括袖带血压监测、心电图监测、SpO_2 监测。脑出血患者的吸氧、呼吸支持，以及心脏病、体温的处理原则同 AIS。

（二）血压管理

脑出血患者常常出现血压明显升高，多种因素（应激、疼痛、颅内压增高等）均可使血压升高，且血压升高（＞180 mmHg）与血肿扩大和预后不良相关。

1. 应综合管理脑出血患者的血压，分析血压升高的原因，再根据血压情况决定是否进行降压治疗；如为骨折疼痛引起，须及时镇痛。

2. 对于收缩压在 150~220 mmHg 的住院患者，在没有急性降压禁忌证的情况下，数小时内降压至 130~140 mmHg 是安全的；对于收缩压＞220 mmHg 的脑出血患者，在密切监测血压的情况下，持续静脉滴注药物控制血压可能是合理的，收缩压目标值为160 mmHg。

（三）血糖管理

血糖管理同 AIS。

（四）药物治疗

1. 止血治疗　不推荐。

2. 神经保护剂　如自由基清除剂 NXY-059 和依达拉奉有一定作用。

（五）并发症治疗

1. 颅内压增高的处理　颅内压增高者应卧床，适度抬高床头，严密观察生命体征。需要脱水降颅内压时，应给予甘露醇和高渗盐水静脉滴注，用量及疗程依个体化而定。同时，注意监测心、肾及电解质情况。必要时，也可用呋塞米、甘油果糖和（或）白蛋白。对伴有意识障碍的脑积水患者可行脑室引流以缓解颅内压增高。

2. 癫痫发作　脑出血尤其是脑叶出血更易引起癫痫发作，出血后2 周内的发生率为 2.7%~17%。①不推荐预防性应用抗癫痫药物；②有临床癫痫发作者应进行抗癫痫药物治疗；③疑为癫痫发作者应考虑持续脑电图监测，如监测到癫痫放电，应给予抗癫痫药物治疗。

四、注意事项

1. 对于近期（最新研究认为脑出血发生 9 个月以内风险高，3 个月以内风险极高）脑出血患者，原则上不应该行骨科手术治疗，以保守治疗、姑息治疗为主，尽可能地预防肺部感染、深静脉血栓形成等并发症，早期进行康复锻炼，可能延长患者的生存期，出院后必须进行长期的二级预防，防止复发。

2. 骨折患者合并脑出血，特别是瘫痪肢体发生骨折时，很容易漏诊，因此询问病史及体格检查时必须仔细。

第四节　心力衰竭

心力衰竭（heart failure，HF）简称心衰，是心脏器质性或功能性疾病损害心室充盈和射血能力而引起的一组临床综合征。心衰是一种渐进性疾病，其主要临床表现是呼吸困难、疲乏和体液潴留，但不一定同时出现。心室收缩功能减弱使心输出量不能满足机体代谢的需要，器官、组织血液灌注不足，同时出现肺循环和（或）体循环淤血的表现。心衰按其发展速度可分为急性心衰和慢性心衰，以慢性心衰居多；按其发生的部位可分为左心衰竭、右心衰竭和全心衰竭；按 LVEF 是否正常可分为射血分数降低性心衰和射血分数保留性心衰（HFpEF）两类。

【慢性心衰】

一、高危因素

（一）年龄

老年人心衰的发生率较高，尤其是高龄老人，有报道称 70~80 岁老年人心衰患病率为 10%~20%。老年人心血管系统的结构与功能均随年龄增长而呈进行性的老化，部分心肌纤维化使得心脏顺应性及心脏储备能力下降。当此类患者发生股骨干骨折时，围手术期疼痛、应激及心理压力会加重患者心脏负荷，加之手术亦作为一种额外创伤，故在围手术期较一般成年人更容易出现心脏代偿性负荷、心肌细胞受损等现象，引起或加重心衰。

（二）心脏病病史

老年人对心肌缺血和容量负荷的代偿能力相对较低,长期的心肌炎、缺血性心脏疾病等使得心脏部分功能单位受损,心脏泵血能力下降,心功能恶化加剧。手术前隐性失血及手术中出血进一步加重缺血对心脏带来的损害,同时围手术期大量液体的输入也加重了患者心脏容量负荷,诱发心衰。上述病理生理过程在患者既有的心脏病变基础上不断进展、迅速发生,从而产生围手术期急性心衰。

（三）肾功能

人体液体平衡主要由肾调节,当患者肾功能异常时,肾单位减少,滤过功能降低,机体液体失衡,水钠潴留,进而引起心脏容量负荷的增加。而围手术期入液量往往较大,液体无法正常、及时地通过肾排出,而肾功能异常又进一步影响了机体液体的排出,从而导致心脏容量负荷增大,引起心衰。骨折手术中失血、应激等情况也会引起急性肾损伤,加重肾功能异常,与此同时,肾功能异常往往伴随机体电解质紊乱或酸中毒,进而导致患者并发心律失常、心功能减退,引起或加重心衰。

（四）补液量

老年患者股骨干骨折时往往隐性失血较多,故手术前常常对其进行一定量的补液,以维持一定的生命体征。部分医生若对围手术期液体平衡观念不强,过多、过快补液,将增加患者的心脏容量负荷。同时,手术中最佳补液量又受手术中失血量、尿量及患者个体差异影响。故补液量更多地受麻醉医生的临床经验和判断影响。当手术中短时间内大量地输入液体,患者心脏容量负荷随之骤增从而使得心脏处于超负荷工作状态,容易诱发心衰。老年患者在手术前及手术中继续维持较大的液体入量,此时心脏往往不堪重负,最终导致急性心衰的发生。

二、临床表现

通常将 LVEF < 40% 的心衰定义为射血分数降低性心衰（HFrEF）,LVEF 在 40%~49% 的为中间范围射血分数心衰（HFmrEF）,

LVEF ≥ 50% 为射血分数保留性心衰（HFpEF）。

心衰开始或主要发生在左侧心脏并以肺循环淤血为主要表现的称为左心衰竭；开始或主要发生在右侧心脏并以肝、肾等器官和周围静脉淤血为主要表现的称为右心衰竭。两者同时并存的称为全心衰竭。

（一）左心衰竭

以肺循环淤血及心输出量降低表现为主。

1. 临床症状　可见劳力性呼吸困难、端坐呼吸、夜间阵发性呼吸困难、运动耐量下降、陈 - 施呼吸等；咳嗽、咳痰、咯血；乏力、疲倦、头晕、心慌；少尿及肾功能损害症状。

2. 体征　可见原有心脏病的体征，如左心室增大、交替脉、肺部啰音、胸腔积液等。

（二）右心衰竭

以体循环淤血的表现为主。

1. 症状　主要由慢性持续淤血引起各脏器功能改变所致，如长期消化道淤血引起食欲缺乏、恶心、呕吐等；肾淤血引起尿量减少、夜尿多；肝淤血引起上腹饱胀，甚至剧烈腹痛，长期肝淤血可引起黄疸。

2. 体征　可见原有心脏病的体征，心脏增大、静脉充盈、肝大伴压痛、凹陷性水肿、胸腔积液、腹水、心包积液、发绀等。晚期患者可有明显营养不良、消瘦甚至恶病质。

（三）全心衰竭

右心衰竭继发于左心衰竭而形成的全心衰竭，当右心衰竭出现之后，右心输出量减少，因此阵发性呼吸困难等肺淤血症状反而有所减轻。扩张型心肌病等表现为左、右心室同时衰竭者，肺淤血症状往往不严重，左心衰竭的表现主要为心输出量减少的相关症状和体征。

三、心功能分级和心衰分期

1. 心功能分级　根据心衰患者自觉活动能力将心功能分为 4 级。1928 年由美国纽约心脏病协会（NYHA）提出，临床上沿用至今（表

1-8）。实际上 NYHA 心功能分级是对 C 期和 D 期心衰患者症状严重程度的分级。

表1-8　NYHA 心功能分级

分级	症状
Ⅰ级（轻度）	体力活动不受限，一般体力活动不引起明显的气促、疲乏、心悸或心绞痛
Ⅱ级（轻度）	轻度体力活动受限，休息时无症状，日常活动量可引起明显的气促、疲乏、心悸或心绞痛
Ⅲ级（中度）	体力活动明显受限，休息时可无症状，轻于日常活动即引起明显的气促、疲乏、心悸或心绞痛
Ⅳ级（重度）	不能进行任何体力活动，休息时也有症状。任何体力活动均会引起不适。如不需要静脉给药，可在室内或床旁活动者为Ⅳa级，不能下床并需静脉给药支持者为Ⅳb级

2. 心衰分期　2001 年美国心脏协会（AHA）、美国心脏病学会（ACC）的成人慢性心衰指南上提出了心衰分期的概念，在 2005 年更新版中仍然强调了这一概念，具体分期如下（表 1-9）。

表1-9　心衰的分期

分期	定义
A 期（前心衰阶段）	患者为心衰高危人群，尚无心脏结构或功能异常，也无心衰症状和（或）体征
B 期（前临床心衰阶段）	患者从无心衰症状和（或）体征，但已发展成结构性心脏疾病
C 期（临床心衰阶段）	患者已有基础的结构性心脏疾病，以往或目前有心衰症状和（或）体征
D 期（难治性终末期心衰阶段）	患者有进行性结构性心脏疾病，虽积极地进行内科治疗，但是休息时仍有症状，且需要特殊干预

3. 6 分钟步行试验　活动距离 < 150 m 为重度心衰，150~450 m 为中度心衰，> 450 m 为轻度心衰。该活动距离与预后相关，6 分钟步行距离 < 300 m，提示预后不良。

4. 体液潴留及其严重程度判断　短时间内体重增加是体液潴留的可

靠指标，故体重测量是有效的判断方法。

四、辅助检查

（一）X线检查

1. 心影大小及外形为心脏病的病因诊断提供重要的参考资料，心脏扩大的程度和动态改变也间接反映心脏功能状态。

2. 肺淤血的有无及其程度直接反映心功能状态。早期肺静脉压增高时，主要表现为肺门血管影增强，上肺血管影增多与下肺纹理密度相仿，甚至多于下肺。

由于肺动脉压力增高可见右下肺动脉增宽，进一步出现间质性肺水肿可使肺野模糊，克利B线是在肺野外侧清晰可见的水平线状影，是肺小叶间隔内积液的表现，是慢性肺淤血的特征性表现。

急性肺泡性肺水肿时肺门呈蝴蝶状，肺野可见大片融合的阴影。

（二）超声心动图

1. 收缩功能　以收缩末及舒张末的容量差计算LVEF值，虽不够精确，但方便实用。正常LVEF > 50%，LVEF < 40%为射血分数降低性心衰的诊断标准。

2. 舒张功能　多普勒超声检查是临床上最实用的判断舒张功能的方法，左心室舒张功能不全时，E峰下降，A峰升高，E/A比值下降，E/A < 1.2。

（三）生物学标记物检查

脑钠肽（BNP）或N末端B型利钠肽原（NT-proBNP）的测定：BNP或NT-proBNP测定可进一步确定诊断。如BNP < 100 ng/L 或 NT-proBNP < 300 ng/L，心衰可能性很小，其阴性预测值为90%；如BNP > 400 ng/L 或 NT-proBNP > 1 500 ng/L，心衰可能性很大，其阳性预测值为90%。

五、诊断要点

心衰的诊断须综合病因、病史、症状、体征及客观检查。首先应有明确的器质性心脏病的诊断。心衰的症状、体征是诊断心衰的重要依据。

疲乏、无力等由于心输出量减少的症状无特异性，诊断价值不大，而左心衰竭时肺淤血引起的不同程度的呼吸困难，右心衰竭时体循环淤血引起的颈静脉怒张、肝大、水肿等是诊断心衰的重要依据。

六、老年骨折围手术期心衰的西医治疗

老年骨折围手术期心衰的发生是多因素综合作用的结果：高龄、除心血管外的系统疾病数 ≥ 4 种、心血管系统疾病、低血红蛋白量、电解质紊乱、围手术期体液"正平衡"以及美国麻醉医生协会（ASA）分级超过 Ⅲ 级等。各种危险因素相互干扰、相互影响和制约，治疗时须快速准确地分析出主要矛盾，并早期着手调节不平衡状态，避免心衰走向恶性循环。

一旦发生骨折，须早期治疗和预防。患者入院后对其全身和局部作充分的评估，努力改善患者营养状态及内科情况，同时提高患者免疫力和抵抗力。在患者能耐受手术的情况下选择创伤小、手术时间短、出血量小的手术方式。同时在手术后应规范管理，加强对患者的心率、血压、血红蛋白、24 h 出入量等的监测，根据患者围手术期不断变化的液体需求量进行个体化补液，尽量使体液维持或接近"负平衡"。

（一）病因治疗

1. 基本病因的治疗　如控制高血压，应用药物、介入及手术治疗改善冠心病心肌缺血，心瓣膜病以及先天畸形的介入治疗或换瓣、纠治手术等。

2. 消除诱因　常见的诱因为感染，特别是呼吸道感染，应积极选用适当的抗菌药物治疗。对心室率很快的心房颤动应尽快控制心室率，甲状腺功能亢进、贫血等也可能是心衰加重的原因，应注意检查并予以纠正。

（二）减轻心脏负荷

利尿药是心衰治疗中最常用的药物，通过排钠、排水减轻心脏的容量负荷，对缓解淤血症状、减轻水肿有十分显著的效果。对慢性心衰患者原则上利尿药应长期维持，水肿消失后，应以最小剂量维持。常用的利尿药如下。①氢氯噻嗪：为中效利尿药，轻度心衰可首选此药，

开始 25 mg，1 次 / 天，逐渐加量。对较重的患者用，量可增至每天 75 ~ 100 mg，分 2 ~ 3 次服用，同时补充钾盐。②呋塞米（速尿）：为强效利尿药，20 mg 口服，2 ~ 4 h 达高峰。对重度慢性心衰者用量可增至 100 mg，2 次 / 天。效果仍不佳者可用静脉注射，每次用量 100 mg，2 次 / 天。更大剂量不能收到更好的利尿效果，必须注意补钾。③螺内酯：利尿效果不强，20 mg 口服，1~3 次 / 天。

（三）RAAS 抑制剂

该类药包括 ACEI、ARB 和醛固酮受体拮抗剂。可改善心衰的淤血症状，限制心肌和小血管的重塑作用，维护心肌功能，推迟心衰的进展，改善远期预后和降低死亡率。

（四）增加心输出量

正性肌力药物是治疗心衰的主要药物。

1. 洋地黄类正性肌力药物　增强心肌收缩力，抑制心脏传导系统，直接兴奋迷走神经，减慢心率，改善血流动力学；但大剂量应用时可提高心房、交界区和心室的自律性，在血钾过低时，易发生各种快速性心律失常。常用制剂为地高辛，0.125~0.25 mg/d。对于 70 岁以上、低体重或肾功能受损者，尤其是女性，地高辛宜用小剂量（0.125 mg）每天 1 次或隔天 1 次。临床上，静息时心室率在 60~70 次 /min，日常活动后不超过 90 次 /min 常表示维持量适当。毛花苷 C 和毒毛花苷 K 也是常用的洋地黄类药物。

2. 非洋地黄类正性肌力药物　①肾上腺素受体激动剂：多巴胺、多巴酚丁胺。②磷酸二酯酶抑制剂：米力农。

（五）血管扩张剂

硝酸制剂可改善心脏功能。

（六）β 受体阻滞剂

急性心衰尽量避免使用，心衰稳定后及时从小剂量开始，逐渐加至维持量。

（七）沙库巴曲缬沙坦钠片（LCZ696）

LCZ696 是一种由沙库巴曲和缬沙坦两种成分构成、具有脑啡肽酶抑制和 AT_1 受体阻断作用的药物。应用后，BNP 降解减少，血浆中

BNP 水平升高，从而发挥一系列扩张血管、利尿和抗纤维化等作用。在慢性收缩性心衰中，能较 ACEI（如依那普利）更好地改善心衰预后。

（八）其他治疗

植入式心脏复律除颤器（ICD），心脏再同步化治疗（CRT）等。

七、中医治疗

（一）慢性稳定期

1. 中医辨证论治

（1）心肺气虚，血瘀饮停证

治法：补益心肺，活血化瘀。

方药：保元汤合桃红四物汤、葶苈大枣泻肺汤加减。常用药：人参、黄芪、茯苓、白术、桂枝、桃仁、红花、当归、川芎、赤芍、葶苈子、甘草、大枣等。

（2）气阴两虚，心血瘀阻证

治法：益气养阴，活血化瘀。

方药：生脉散合血府逐瘀汤加减。常用药：人参、麦冬、五味子、生地黄、黄精、玉竹、桃仁、柴胡、红花、当归、川芎、赤芍、车前子、冬瓜皮等。

（3）阳气亏虚，血瘀水停证

治法：益气温阳，化瘀利水。

方药：参附汤合丹参饮、苓桂术甘汤加减。常用药：人参、制附子、茯苓、白术、桂枝、丹参、檀香、赤芍、益母草、炒葶苈子、砂仁、大腹皮、大枣、车前子、泽泻、猪苓等。

（4）肾精亏损，阴阳两虚证

治法：填精化气，益阴通阳。

方药：左、右归丸合生脉散加减。常用药：阳虚较甚，选右归丸合生脉散（熟地黄、山药、山茱萸、枸杞子、菟丝子、鹿角片、制附子、肉桂、人参、麦冬、五味子）；阴虚较甚，选左归丸合生脉散（熟地黄、山茱萸、枸杞子、菟丝子、鹿角片、山药、猪苓、茯苓、泽泻、人参、麦冬、五味子）。

2.中成药

（1）心肺气虚，血瘀饮停证　芪苈强心胶囊4粒，口服，3次/天，丹红注射液20～40 ml加入250 ml 5%葡萄糖注射液中，静脉滴注，1次/天。

（2）气阴两虚，心血瘀阻证　参麦注射液40~60 ml，加入100 ml 0.9%氯化钠注射液或5%葡萄糖注射液中，静脉滴注。

（3）阳气亏虚，血瘀水停证　芪苈强心胶囊4粒，口服，3次/天，丹红注射液20～40 ml加入250 ml 5%葡萄糖注射液中，静脉滴注，1次/天；参附注射液40~100 ml加入100 ml 0.9%氯化钠注射液或5%葡萄糖注射液中，静脉滴注。

（4）肾精亏损，阴阳两虚　芪苈强心胶囊4粒，口服，3次/天。

（二）急性加重期

1.中医辨证论治

（1）阳虚水泛证

治法：温阳利水，泻肺平喘。

方药：真武汤合葶苈大枣泻肺汤加减。常用药：制附子、白术、白芍、猪苓、茯苓、车前子、泽泻、葶苈子、炙甘草、地龙、桃仁、煅龙骨、煅牡蛎等。

（2）阳虚喘脱证

治法：回阳固脱。

方药：参附龙牡汤加味。常用药：人参、制附子、煅龙牡、干姜、桃仁、红花、紫石英、炙甘草等。

（3）痰瘀痹阻证

治法：宣肺化痰，化瘀利水。

方药：血府逐瘀汤合苓桂术甘汤。常用药：当归、生地黄、桃仁、红花、炙甘草、桔梗、枳壳、川芎、赤芍、柴胡、牛膝、桂枝、茯苓、白术。

2.中成药

以上3证，均以七味三七口服液10 ml，口服，3次/天；速效救心丸4~6粒，舌下含服，4次/天；芪苈强心胶囊4粒，3次/天；丹红注射液20～40 ml加入250 ml 5%葡萄糖注射液中，静脉滴注，

1 次 / 天；参附注射液 40~100 ml 入 100 ml 0.9% 氯化钠注射液或 5% 葡萄糖注射液中，静脉滴注。

【急性左心衰竭】

一、临床表现

（一）主要症状

突发严重呼吸困难，呼吸频率常为每分钟 30 ~ 40 次，强迫坐位、面色灰白、发绀、大汗、烦躁，同时频繁咳嗽，咳粉红色泡沫状痰。极重者可因脑缺氧而致神志模糊。早期血压一过性升高，随后下降，严重者可出现心源性休克。

（二）体征

听诊两肺满布湿啰音和哮鸣音，心率增快及心尖部闻及舒张期奔马律，肺动脉瓣第二心音亢进。

二、诊断

根据患者病史、症状和体征、相关检查结果（包括心电图、胸部 X 线检查，有条件可做心脏超声检查）可作出初步诊断。BNP 或 NT-proBNP 测定可进一步确定诊断。如 BNP < 100 ng/L 或 NT-proBNP < 300 ng/L，心衰可能性很小，其阴性预测值为 90%；如 BNP > 400 ng/L 或 NT-proBNP > 1 500 ng/L，心衰可能性很大，其阳性预测值为 90%。

三、西医治疗

1. 体位　患者取坐位或半卧位，两腿下垂，减少下肢静脉回流。

2. 给氧　SpO_2 < 90% 者须给氧。面罩给氧较鼻导管给氧效果好。临床症状严重并且氧分压显著降低者应给予双相间歇气道正压通气（BiPAP）或持续气道正压通气 (CPAP)。

3. 出入量管理　肺淤血、体循环淤血及水肿明显者应严格限制饮水量和静脉输液速度。对无明显低血容量的患者每天摄入液体量一般宜在 1 500 ml 以内。保持每天液体出入量负平衡约为 500 ml，以减少水钠潴留，缓解症状。

4. 镇静　主要选用吗啡，用法为 3~5 mg，静脉注射，不宜大量使用。伴明显持续低血压、休克、意识障碍、慢性阻塞性肺疾病等患者禁用。亦可应用哌替啶 50~100 mg 肌内注射。

5. 支气管解痉剂　一般应用氨茶碱 0.125~0.25 g 以 5% 葡萄糖注射液稀释后静脉注射（10 min），4~6 h 可重复一次；或以 0.25~0.5 mg/（kg·h）静脉滴注。亦可应用二羟丙茶碱 0.25~0.5 g 静脉滴注，速度为 25~50 mg/h。

6. 血管扩张药物　收缩压＞ 110 mmHg 的急性心衰患者通常可以安全使用；收缩压在 90~110 mmHg 的患者应谨慎使用；而收缩压＜ 90 mmHg 的患者则禁忌使用。

（1）硝酸酯类药物　硝酸甘油静脉滴注起始剂量为 5~10 μg/min，每 5~10 min 递增 5~10 μg，最大剂量为 100~200 μg/min。硝酸异山梨酯静脉滴注剂量为 5~10 mg/h。

（2）硝普钠　静脉滴注宜从小剂量开始（10 μg/min），可逐渐增加为 50~250 μg/min，疗程不要超过 72 h。

（3）重组人脑钠肽（rhBNP）　应用时先给予负荷剂量 1.5 μg/kg，静脉缓慢注射，继以 0.007 5~0.015 μg/（kg·min）静脉滴注；也可不用负荷剂量而直接静脉滴注。疗程一般为 3 天，不超过 7 天。

（4）乌拉地尔　扩张血管但不影响心率，伴严重高血压者可缓慢静脉注射 12.5~25.0 mg，通常静脉滴注 100~400 μg/min，可逐渐加量，并根据血压和临床状况予以调整。

（5）酚妥拉明　酚妥拉明静脉滴注 0.1~1 mg/min，能迅速降压和减轻后负荷，但可致心动过速，且降低前负荷的作用较弱。

7. 利尿药　首选呋塞米，先静脉注射 20~40 mg，继以静脉滴注 5~40 mg/h，其总剂量在起初 6 h 不超过 100 mg，起初 24 h 不超过 240 mg。亦可应用托拉塞米 20 mg 静脉注射。袢利尿药效果不佳、加大剂量仍未见良好反应的急性心衰患者，可加用噻嗪类利尿药和（或）醛固酮受体阻滞剂。

8. 正性肌力药物　血压较低伴心输出量降低或低灌注时应尽早使

用,对血管扩张药物及利尿药不耐受或反应不佳的患者尤其有效。当器官灌注恢复和(或)循环淤血减轻时应尽快停用。

(1)洋地黄类　一般应用毛花苷 C 0.2~0.4 mg,经稀释后缓慢静脉注射,2~4 h 后可再用 0.2 mg,伴快速心室率的心房颤动患者酌情增加剂量。

(2)多巴胺　250~500 μg/min 静脉滴注。该药个体差异大,一般从小剂量开始,逐渐增加剂量,宜短期应用。

(3)多巴酚丁胺　100~250 μg/min 静脉滴注,须监测血压。正在应用 β 受体阻滞剂的患者不推荐应用多巴酚丁胺和多巴胺。

(4)磷酸二酯酶抑制剂　米力农,首剂以 25~50 μg/kg 静脉注射(> 10 min),继以 0.25~0.50 μg/(kg·min)静脉滴注。氨力农,首剂以 0.5~0.75 mg/kg 静脉注射(> 10 min),继以 5~10 μg/(kg·min)静脉滴注。常见不良反应有低血压和心律失常。

(5)左西孟旦　以 5% 葡萄糖注射液稀释,起始以 12~24 μg/kg 静脉注射(> 10 min),继以 0.1 μg/(kg·min)静脉滴注,可酌情减半或加倍。对于收缩压< 100 mmHg 的患者,不需要负荷剂量,可直接用维持剂量,以防止发生低血压。

第五节　心律失常

心律失常(cardiac arrhythmia)是心脏冲动的频率、节律、起源部位、传导速度或激动次序的异常。心律失常多发于各种心血管疾病,但也见于心脏结构无异常者。它可发生于任何年龄,不同场合和临床各科室。发病可急可慢,病情可轻可重。重则骤然起病,引起严重血流动力学障碍,甚至猝死;轻则起始隐匿,不引起症状,或仅有轻度不适。重者须紧急治疗,甚至就地抢救,而轻者则根据患者病情给予不同处理。

在骨科,患者常常因骨折疼痛诱发心律失常;骨折围手术期电解质紊乱、贫血、酸碱失衡等导致内环境紊乱而诱发各种心律失常;骨折围手术期合并感染、心衰、心肌损伤也可导致心律失常。

一、治疗原则

心律失常的发生和发展受许多因素影响。心律失常的处理不能仅着眼于心律失常本身，还需考虑基础疾病及诱发因素，通过纠正或控制心律失常，达到稳定血流动力学状态、改善症状的目的。心律失常的处理需遵循以下总体原则。

（一）首先识别和纠正血流动力学障碍

在血流动力学不稳定时不应苛求完美的诊断流程，而应追求抢救治疗的效率。严重血流动力学障碍者，需立即纠正心律失常。对快速性心律失常应采用电复律，见效快又安全。电复律不能纠正或纠正后复发时，需兼用药物。心动过缓者需使用提高心率的药物，或置入临时起搏器治疗。血流动力学相对稳定者，根据临床症状、心律失常性质，选用适当的治疗策略，必要时可观察。

（二）基础疾病和诱因的纠正与处理

基础疾病和心功能状态与心律失常，尤其是室性心律失常的发生关系密切。心脏的基础状态不同，心律失常的处理策略也有所不同。

（三）衡量获益与风险

对危及生命的心律失常应采取积极措施加以控制，追求抗心律失常治疗的有效性，挽救生命；对不威胁生命的心律失常，需要更多考虑治疗措施的安全性，过度治疗反而会导致新的风险。

（四）治疗与预防兼顾

心律失常易复发，在纠正后应采取预防措施，尽力减少复发。根本措施是加强基础疾病的治疗，控制诱发因素。

（五）对紧急心律失常本身的处理

1. 询问简要病史　包括是否有心脏病病史、心律失常是初发还是复发、家族内是否有相似病例、既往服药史、最近用药史、此次发病是否接受过治疗等。由此可大致了解心律失常可能的原因。

2. 在血流动力学允许的情况下快速完成心电图记录　了解心率快慢，心律是否规整，QRS 波宽窄，QRS 波群形态是单形还是多形，

QT 间期是否延长，P 波、QRS 波是否相关，由此可大致确定心律失常的种类。

3. 终止心律失常　若心律失常本身造成严重的血流动力学障碍，终止心律失常是首要任务。有些心律失常可造成患者不可耐受的症状，也需采取终止措施，如室上性心动过速、症状明显的心房颤动等。

4. 改善症状　有些心律失常不容易立刻自行终止，但快速心室率会使血流动力学状态恶化或伴有明显症状，如伴有快速心室率的心房颤动、心房扑动。减慢心室率可稳定病情，缓解症状。

二、各种骨科围手术期常见心律失常的处理

（一）窦性心动过速

1. 心电图诊断依据

（1）窦性心律，即 P 波在 Ⅰ、Ⅱ、Ⅲ、avF 导联直立，avR 导联倒置。

（2）PR 间期在 0.12~0.20 s。

（3）频率＞ 100 次 /min，一般＜ 150 次 /min。

2. 治疗要点

（1）注意与室上性心动过速、房性心动过速的鉴别。

（2）寻找引起窦性心动过速的原因，病因治疗是根本措施。

（3）可使用兼顾基础疾病治疗并可减慢窦性心率的药物，如心肌缺血时使用 β 受体阻滞剂。在无病因可查，窦性心动过速又构成一定相关症状时，也可选用 β 受体阻滞剂。

（二）室上性心动过速

1. 心电图诊断依据

（1）QRS 波群的形态、时限基本和窦性心律相同，心律规整。

（2）P 波形态异常，PR 间期＞ 0.12 s 者为房性；有逆行的 P 波或 PR 间期＜ 0.12 s 者为房室交界性（注：多数情况下因心率过快，P 波与 T 波融合，无法辨认）。

2. 治疗要点

（1）刺激迷走神经　深吸气后屏气的同时用力做呼气动作（Valsalva 法），或用压舌板等刺激咽喉部使患者产生恶心感，可终

止发作。压迫眼球或按摩颈动脉窦现已少用。刺激迷走神经方法仅在发作早期使用效果较好。

（2）药物治疗　维拉帕米和普罗帕酮终止室上性心动过速疗效很好，推荐首选。室上性心动过速终止后即刻停止注射。使用时应注意避免发生低血压、心动过缓。

（3）食管心房调搏　可用于所有室上性心动过速患者，特别适用于因各种原因无法用药者，如有心动过缓病史者。

（三）心房颤动和心房扑动

1. 概述　心房颤动是最常见的心律失常之一，可发生于器质性心脏病或无器质性心脏病的患者，后者称为孤立性心房颤动。按其发作特点和对治疗的反应，可将心房颤动分为 4 种类型：在 7 天内能够自行终止的复发性心房颤动（≥ 2 次），以及持续时间 < 48 h，经药物或电复律转为窦性心律者为阵发性心房颤动；持续时间超过 7 天，以及持续时间 ≥ 48 h，但尚不足 7 天，经药物或电复律转为窦性心律者为持续性心房颤动；持续时间超过 1 年，但采取措施尚能重建窦性心律者为长期持续性心房颤动；不适合或不愿意接受包括导管、外科手术消融在内的任何复律及维持窦性心律方法者为持久性心房颤动。首次发作者称为初发心房颤动，可以成为前面 4 种类型之一。上述任何一种出现症状急性加重时，称为急性心房颤动或心房颤动急性加重期。

2. 心房颤动心电图诊断依据

（1）P 波消失，代之以一系列形状不同、大小不等、节律完全不规则的心房颤动波（f 波），频率为 350~600 次 /min。

（2）QRS 波形态、振幅与窦性心律基本相同，伴室内差异性传导时则增宽变形。

（3）RR 间期绝对不匀齐，心室率通常在 100~160 次 /min。

3. 心房扑动心电图诊断依据

（1）心房活动呈现规律的锯齿状扑动波称为 F 波，扑动波之间的等电线消失，在 Ⅱ、V$_1$ 导联均可见 F 波。典型房扑的心房率通常为 250 ~ 300 次 /min。

（2）心室律是否规则取决于房室传导比例是否恒定。

4. 治疗要点

（1）一般处理　心房颤动患者常因房室交界区的隐匿性传导而出现较长 RR 间期，以休息及夜间睡眠时常见，也见于药物作用。若不伴血流动力学障碍及相应症状，24 h 总体心率不十分缓慢，可观察，不做特殊处理，也不应停止患者一直使用的药物。但如心房颤动患者的总体心率缓慢，或出现规整的长 RR 间期，出现长达 5 s 停搏，伴有头晕、黑矇或晕厥等症状时，在除外药物及其他因素影响后应考虑起搏治疗。

（2）控制心室率　心房颤动急性发作期心室率控制的目标为 80 ～ 100 次 /min。①不伴心衰、低血压或预激综合征的患者，可选择静脉滴注 β 受体阻滞剂（美托洛尔、艾司洛尔），也可选非二氢吡啶类 CCB（地尔硫䓬或维拉帕米）控制心室率。②对于合并心功能不全、低血压者应给予胺碘酮或洋地黄类药物。注意查血清电解质，以防因低钾血症造成洋地黄类药物中毒。③合并急性冠状动脉综合征的心房颤动患者，控制心室率首选胺碘酮或 β 受体阻滞剂，不伴心衰也可考虑非二氢吡啶类 CCB，伴心衰可用洋地黄类药物。

（3）抗凝治疗　预防血栓栓塞是心房颤动急性发作期治疗的首要措施。抗凝药物选择：若患者已口服华法林，且国际标准化比值（INR）为 2~3，可继续使用华法林治疗。若患者未口服抗凝药物，应在急性期用普通肝素或低分子肝素抗凝，也可选择口服利伐沙班等新型抗凝药物。

（四）室性心律失常

危险性室性期前收缩是容易导致室性心动过速和（或）心室颤动的室性期前收缩。

1. 室性心动过速心电图诊断依据

（1）连续 3 次及以上连续宽大畸形 QRS 波（时限＞ 0.12 s），ST-T 波方向与主波方向相反。

（2）心室率为 100~250 次 /min，节律可略不规则。

（3）房室分离，P 波与 QRS 波之间无固定关系。

（4）心室夺获和室性融合波是确诊室性心动过速的主要依据。

2. 非持续性室性心动过速指心电图上连续出现 3 个及以上室性期前收缩，持续时间 < 30 s。

3. 持续性室性心动过速是指发作持续时间 > 30 s，或虽然 < 30 s 但伴血流动力学不稳定，分为伴有器质性心脏病的单形性室性心动过速和不伴有器质性心脏病的特发性室性心动过速。

4. 加速性室性自主心律的心室率大多为 60~80 次 /min，很少超过 100 次 /min。常见于急性心肌梗死再灌注治疗时，也可见于洋地黄类药物使用过量、心肌炎、高钾血症、外科手术、完全性房室传导阻滞应用异丙肾上腺素后。少数患者无器质性心脏病病因。

5. 多形性室性心动过速常见于器质性心脏病。持续性多形性室性心动过速可蜕变为心室扑动或心室颤动。

6. 治疗要点

（1）室性期前收缩　①首先应治疗基础疾病，纠正内环境紊乱等诱因，尤其是低钾血症。②室性期前收缩可诱发室性心动过速或心室颤动，可按照室性心动过速、心室颤动处理。③合并器质性心脏病（包括急性冠状动脉综合征）的室性期前收缩，如不诱发其他严重心律失常，在处理基础疾病和诱因的前提下可考虑口服 β 受体阻滞剂、ACEI 等，不建议常规应用抗心律失常药物。④不伴有器质性心脏病的室性期前收缩，不建议使用常规抗心律失常药物治疗，更不应静脉应用抗心律失常药物。

（2）持续性单形性室性心动过速　①治疗基础心脏病、纠正诱发因素。②有血流动力学障碍者立即采用同步直流电复律。③血流动力学稳定的单形性室性心动过速可首先使用抗心律失常药物，也可行电复律。④抗心律失常药物首选胺碘酮，利多卡因只在胺碘酮不适用或无效时，或合并心肌缺血时作为次选药。

（3）多形性室性心动过速　①血流动力学不稳定的多形性室性心动过速应按心室颤动处理。②血流动力学稳定者或短阵发作者，应鉴别是否有 QT 间期延长，分为 QT 间期延长的多形性室性心动过速（尖端扭转性室性心动过速）、QT 间期正常的多形性室性心动过速和短 QT 间期多形性室性心动过速，根据具体情况给予相应治疗。

（4）尖端扭转性室性心动过速　①硫酸镁缓慢静脉注射，用于发作频繁且不易自行转复者，静脉滴注用于发作不严重者，直至尖端扭转性室性心动过速减少和 QT 间期缩短至 500 ms 以内。②积极静脉及口服补钾，将血钾维持在 4.5~5.0 mmol/L。③临时起搏适用于并发心动过缓或有长间歇者。

（5）心室颤动或无脉性室性心动过速　①尽早进行规范的心肺复苏（CPR）。高质量的 CPR 是抢救成功的重要保障。②尽早行电复律。一旦取得除颤器，立即给予最大能量（双相波 200 J，单相波 360 J）非同步直流电复律。电复律后立即重新恢复 CPR，直至 5 个周期的按压与通气（30∶2）后再判断循环是否恢复，确定是否需再次电复律。③心搏骤停治疗中，CPR 和电复律是首要任务，第二位才是用药。在 CPR 和电复律后，可开始建立静脉通道，考虑药物治疗。

（五）缓慢性心律失常

1. 概述　缓慢性心律失常是指窦性心动过缓、窦性静止、传导阻滞（主要是窦房传导阻滞、房室传导阻滞）等以心率减慢为特征的疾病。轻者可无症状，严重的心动过缓可造成低血压、心绞痛、心衰、晕厥前兆或晕厥等血流动力学障碍。有些心动过缓（如三度房室阻滞）可继发 QT 间期延长而发生尖端扭转性室性心动过速，产生心源性脑缺血症状。

2. 心电图诊断依据

（1）二度 I 型房室传导阻滞心电图诊断依据　① P 波规律出现。② PR 间期逐渐延长，直至 P 波下传受阻，脱漏 1 个 ORS 波群。

（2）二度 II 型房室传导阻滞心电图诊断依据　PR 间期恒定不变（可正常或延长），部分 P 波后无 QRS 波群。

（3）三度房室传导阻滞（完全性阻滞）心电图诊断依据　① P 波与 QRS 波群各自成节律，互不相关。②心房率快于心室率，心房冲动来自窦房结或异位心房节律（房性心动过速、扑动或颤动）。③心室起搏点通常在阻滞部位稍下方。如位于希氏束及其近邻，心室率为 40~60 次 /min，QRS 波群形态正常；如位于室内传导系统的远端，心室率可低至 40 次 /min 以下，QRS 波群形态增宽。

3. 治疗要点

（1）积极寻找并治疗可逆性诱因，包括肺栓塞、急性心肌梗死、心肌炎、低血容量、低氧、心脏压塞、张力性气胸、酸中毒、药物过量、体温过低和高钾血症等。

（2）轻度的心动过缓（如心率在 50~60 次 /min）若无症状，或仅有轻微症状，可观察，不需紧急处理。过度治疗使心率加快反而可能起不利作用。

（3）症状性心动过缓的药物治疗如下。①阿托品可用于窦性心动过缓、窦性停搏、二度Ⅰ型房室传导阻滞，不宜用于二度Ⅱ型房室传导阻滞、三度房室传导阻滞伴室性逸搏心律的患者；老年前列腺肥大者也不宜应用。②多巴胺、肾上腺素、异丙肾上腺素可用于阿托品无效或不适用的症状性心动过缓患者，也可用于起搏治疗前的过渡。多巴胺可以单独使用，也可以和肾上腺素合用。这些药物可导致心肌耗氧量增加，加重心肌缺血，产生新的快速性心律失常，因此合并急性冠状动脉综合征时应慎用。

（4）对症状性心动过缓，应尽早实行起搏治疗。

三、中医治疗

（一）中医辨证论治

1. 心虚胆怯证　心悸因惊恐而发，悸动不安，气短自汗，神倦乏力，少寐多梦，舌淡，苔薄白，脉细弦。

治法：镇惊定志，养心安神。

方药：安神定志丸加减。常用药：党参、茯苓、制远志、石菖蒲、茯神、龙骨、牡蛎、黄芪、陈皮、酸枣仁、首乌藤、莲子等。

2. 心脾两虚证　心悸不安，失眠健忘，面色㿠白，头晕乏力，气短易汗，纳少胸闷，舌淡红，苔薄白，脉弱。

治法：补血养心，益气安神。

方药：归脾汤加减。常用药：黄芪、党参、白术、当归、茯神、酸枣仁、木香、龙眼肉、大枣、陈皮、怀山药、甘草、首乌藤、莲子、龙骨等。

3. 阴虚火旺证　心悸不宁，思虑劳心尤甚，心中烦热，少寐多梦，头晕目眩，耳鸣，口干，面颊烘热，舌红，苔薄黄，脉细弦数。

治法：滋阴清火，养心安神。

方药：天王补心丹加减。常用药：生地黄、玄参、天冬、麦冬、当归、牡丹皮、党参、茯苓、柏子仁、炒酸枣仁、远志、五味子、丹参、桔梗、首乌藤、莲子、龙骨等。

4. 心血瘀阻证　心悸怔忡，胸闷心痛阵发，或面唇紫暗，舌紫或有瘀斑，脉细涩或结代。

治法：活血化瘀，理气通络。

方药：桃仁红花煎加减。常用药：桃仁、红花、赤芍、生地黄、香附、丹参、当归、延胡索、青皮、甘草等。

5. 水气凌心证　心悸怔忡不已，胸闷气喘，咳吐大量泡沫痰涎，面浮足肿，不能平卧，目眩，尿少。苔白腻或白滑，脉弦滑数疾。

治法：振奋心阳，化气利水。

方药：苓桂术甘汤加味。常用药：茯苓、桂枝、白术、甘草、半夏、陈皮、生姜等。

6. 心阳虚弱证　心悸动则为甚，胸闷气短，畏寒肢冷，头晕，面色苍白，舌淡胖，苔白，脉沉细迟或结代。

治法：温补心阳，安神定惊。

方药：桂枝甘草龙骨牡蛎汤加减。常用药：人参、制附子、干姜、淫羊藿、桂枝、龙骨、牡蛎、甘松、炙甘草等。

7. 痰火扰心证　心悸时作时止，受惊易作，烦躁不安，失眠多梦，痰多，胸闷，食少，泛恶，口干口苦，大便秘结，小便短赤，舌红，苔黄腻，脉弦滑。

治法：清热化痰，宁心安神。

方药：黄连温胆汤加减。常用药：黄连、栀子、半夏、陈皮、生姜、竹茹等。

（二）中成药

以上几证，除心阳虚弱证外，均以参松养心胶囊 2~3 粒，口服，3 次 / 天；丹红注射液 20~40 ml 加入 250 ml 0.9％氯化钠注射液或 250 ml 5% 葡萄糖注射液中，静脉滴注，1 次 / 天。心阳虚弱证可选择参附注射液 40~100 ml 加入 250 ml 0.9% 氯化钠注射液或 250 ml 5% 葡萄糖注射液中，静脉滴注，1 次 / 天。

四、注意事项

1. 出现心律失常时必须筛查可纠正的原因 纠正缺血、低钾、低血容量等比单纯使用抗心律失常药物疗效好，且收益大。此外，电解质紊乱时使用电复律极易诱发心室颤动，维持手术患者、危重患者电解质在正常范围内有重要意义。

2. 由于体表心电图对某些缓慢性心律失常诊断的限制（如一、三度房室传导阻滞），可行阿托品试验保证骨科手术安全。缓慢性心律失常患者伴有明显症状（如一过性头晕、黑矇，严重者发生晕厥和抽搐，出现阿 - 斯综合征）者，一般需要考虑置入起搏器治疗。

第六节　深静脉血栓形成

深静脉血栓形成（DVT）是围手术期患者的常见并发症和重要死亡原因之一，多见于骨科、妇产科、血管外科和胸外科手术患者，以骨科手术患者最为常见。在我国，每年接受全髋关节置换术、全膝关节置换术和髋部周围骨折手术等骨科大手术的数百万病例中，有近 50% 患者有 DVT，其中 20% 出现有症状的肺栓塞（PE）。

一、定义

静脉血栓栓塞症（VTE）是指血液在深静脉腔内不正常凝结，阻塞静脉腔，导致静脉回流障碍，可发生于全身各部位静脉，以下肢深静脉多见，常见于骨科大手术后。下肢近端（腘静脉或其近侧部位）DVT 是 PE 栓子的主要来源，预防 DVT 可降低发生 PE 的风险。

二、诱发因素

1. 既往有血栓形成病史，术后卧床过久，活动受限。
2. 某些手术如骨科大手术（全髋关节置换术、全膝关节置换术、髋部周围骨折手术）、重度创伤、脊髓损伤等。

3. 术中使用骨水泥不当，或长时间使用止血带。

4. 术后体内液体不足，利尿脱水治疗不当。

5. 术后止血药物或脂肪乳使用不当。

6. 术后弥漫性血管内凝血救治不当等。

三、发病机制

任何引起静脉损伤、静脉血流停滞及血液高凝状态的原因都是 VTE 的危险因素，可分为原发性和继发性两类。原发性危险因素由遗传变异引起，如蛋白质 C 缺乏、抗凝血酶缺乏等。继发性危险因素包括后天获得的多种病理生理异常，如手术局部操作、药物及止血带等因素使血管壁损伤；围手术期活动减少、卧床、制动及体位固定使血流缓慢；创伤后组织因子释放、外源性凝血系统激活等因素导致内源性凝血系统激活，使血液处于相对高凝状态等。

四、诊断

可根据其临床表现，结合物理、化学检查，作出较明确诊断。

1. 临床表现　下肢 DVT 主要表现为下肢肿胀、疼痛、患侧肢体皮肤颜色变紫变暗。腓静脉型 DVT 多无临床症状，40%～50% 有症状者血栓向近端延展。近端 DVT 患者出现患肢疼痛、肿胀等症状，其中近一半发生无明显临床症状的 PE。

2. 常用检测方法

（1）B 超检查对下肢静脉血栓形成的诊断率达 90%，而对较深部位的静脉血栓形成诊断欠佳；采用加压超声探查法可使诊断准确率提高至 97%。

（2）D- 二聚体（D-dimer）检测虽特异性较差，阳性不能确诊 DVT，但 D-dimer < 0.5 mg/L 基本可排除 DVT。

3. 对下肢 DVT 形成可能性的评价　初步评估采用 Wells 评分表。根据 Wells 评分，DVT 的可能性：Wells 评分 < 2 分为不可能；Wells 评分 ≥ 2 分为可能。

五、西医治疗

1. 手术前预防措施　手术前应评估导致 DVT 的各种诱发因素，针对可改善的危险因素给予相应处理，并选择适合患者情况的手术及麻醉方式。急诊手术也应采取合适的预防措施最大限度地降低 VTE 发生率。

（1）低度危险　采用预防措施为主，健康宣教包括下肢肌肉按摩、足踝活动、抬高患肢；辅助措施包括穿弹力袜、使用足底静脉泵等。

（2）中、高度危险　无血栓者，在上述预防措施基础上给予低分子量肝素钙 5 000 IU，皮下注射，1 次 / 天，维持至手术前 12 h；有血栓者，尽量采取抗凝溶栓，可请血管外科专家会诊放置静脉滤网等。

2. 手术后预防措施　包括基本预防、物理预防和药物预防措施。

（1）基本预防措施　①手术后抬高患肢，防止深静脉回流障碍；②常规进行静脉血栓知识宣教，鼓励患者勤翻身、早期功能锻炼、下床活动，做深呼吸及咳嗽动作；③手术后适度补液，多饮水，避免脱水；④建议患者改善生活方式，如戒烟、戒酒、控制血糖及控制血脂等。

（2）物理预防措施　①使用足底静脉泵；②使用间歇充气加压装置；③穿梯度压力弹力袜等。单独使用物理预防措施仅适用于合并凝血异常疾病、有高危出血风险的患者。出血风险降低后，仍建议与药物预防措施联合应用。

（3）药物预防措施　对有出血风险的患者应权衡预防 DVT 与增加出血风险的利弊。①低分子肝素：皮下注射，低分子量肝素钙 5 000 IU，皮下注射，1 次 / 天或每 12 h 1 次；一般无须常规监测凝血功能变化。②Xa 因子抑制剂：a. 间接 Xa 因子抑制剂，如磺达肝癸钠，2.5 mg，皮下注射，1 次 / 天；b. 直接 Xa 因子抑制剂，如利伐沙班，10 mg，口服，1 次 / 天，与药物及食物相互作用少，应用方便；c. 维生素 K 拮抗剂，如华法林，治疗剂量个体差异大，需常规监测 INR，调整剂量，控制 INR 在 2.0~3.0。

3. 溶栓疗法

（1）静脉溶栓疗法　主要针对新鲜血栓，越早使用效果越好，适用于发病后 24 h 内。常用的药物有链激酶、尿激酶和重组组织型纤溶酶原激活剂（rt-PA）。链激酶先 25 万 ~50 万 IU 静脉注射，然后 10 万 IU/h 静脉滴注 24~72 h。尿激酶先 4 400 IU/kg 静脉注射，然后 4 400 IU/（kg·h）静脉滴注 24~72 h。也可用 rt-PA，特别适用于合并 PE 时，总剂量 50~100 mg，先用 1~2 min 静脉注射 10 mg，剩余剂量在 2 h 内静脉滴注。

（2）介入溶栓疗法　适用于发病后 10 天内或合并 PE 时。用尿激酶灌注。①高剂量法：导管到位后先团注，15 min 内注入尿激酶 25 万 IU，然后以 25 万 IU/h 速度连续灌注 4 h，以后剂量减为 12.5 万 IU/h 灌注；②低剂量法：先团注，15 min 内注入 5 万 IU，然后以 5 万 IU/h 速度灌注；③中等剂量法：15 min 内团注 10 万 IU，然后以 10 万 IU/h 灌注。尿激酶的剂量范围为 140 万 ~1 600 万 IU，平均用量为 400 万 IU。一种方案是灌注时间为 15~74 h，平均 30 h。血栓溶解后，经导管团注肝素 5 000 IU，然后以 800~10 000 IU/h 速度静脉滴注，以防血栓再形成。另一方案是尿激酶 4 000 IU/min 连续灌注，直至血运建立，再以 2 000 IU/min 灌注，直至血栓完全溶解。溶栓率可高达 88%。亦可考虑应用相应剂量的链激酶溶栓治疗。

4. 介入治疗　下腔静脉滤网置放术，目的是通过在下腔静脉内放置滤网，使下腔静脉血栓脱落后不至于引起 PE。

六、中医治疗

1. 血瘀闭阻证　浅静脉呈硬索状，无皮色、皮温改变，有压痛、牵拉痛或自发痛。舌淡紫，脉弦。

治法：活血通脉，祛瘀镇痛。

方药：桃红四物汤合四君子汤加减。常用药：桃仁、红花、川芎、赤芍、熟地黄、当归、人参、白术、茯苓、甘草。

2. 热瘀闭阻证　浅静脉一处或一处以上呈红色硬索状，皮温高，疼痛，或反复发生、游走。舌暗红，脉弦紧。

治法：清热解毒，活血通脉。

方药：五味消毒饮合桃红四物汤加减。常用药：桃仁、红花、川芎、赤芍、熟地黄、当归、金银花、野菊花、蒲公英、紫花地丁、天葵子。

3. 痉挛热瘀证　下肢青筋卷曲成团，呈红肿硬索，疼痛，发热。舌暗红，脉弦紧。或见下肢肿胀、疼痛发热，皮色苍白或发绀，扪之灼热；舌暗或有瘀斑，苔腻，脉涩数。病变在小腿深静脉时，腓肠肌胀痛，触痛，胫踝肿胀，行走困难，可伴低热。

治法：清热利湿，活血通脉。

方药：四妙丸合桃红四物汤加减。常用药：黄柏、苍术、牛膝、薏苡仁、桃仁、红花、川芎、赤芍、熟地黄、当归。

4. 气虚血瘀证　患肢肿胀，日久不消，按之木硬而无明显凹陷，沉重麻木，皮肤发绀或苍白，青筋显露，倦怠乏力，舌淡有齿痕或瘀斑，苔薄白，脉沉涩。

治法：活血益气，通阳。

方药：通络活血方合补阳还五汤加减。常用药：归尾、赤芍、桃仁、红花、香附、青皮、王不留行、茜草、泽兰、牛膝、川芎、地龙、黄芪。

七、注意事项

避免输入对静脉壁有刺激的溶液，早期拔除静脉插管，积极治疗静脉曲张，对防止血栓性浅静脉炎或 DVT 有一定作用。对有 DVT 倾向而又须手术者，可在手术前 2 h 采用低分子肝素皮下注射，手术后 2 次 / 天，持续 5~7 天；或手术后第 4 天口服华法林，也可以口服新型抗凝药物达比加群、利伐沙班等；或手术前、后各用低分子右旋糖酐（分子量 2 万 ~4 万）500 ml 静脉滴注，以后隔天 1 次，共 3 次；口服双嘧达莫或阿司匹林也有预防作用，但效果没有上述药物明确。手术时对邻近四肢或盆腔静脉周围组织的操作应轻巧，避免对静脉壁的损伤。术后避免在小腿或腘窝下垫枕，以免影响小腿静脉回流。对大手术后、产后或慢性疾病需长期卧床者，应鼓励患者在床上进行下肢的主动活动，并做深呼吸和咳嗽动作；必要时可做踝关节被动踏板运动，穿长筒弹力袜或采用充气长筒靴间歇压迫法和腓肠肌电刺激法；术后能起床者尽可能早期下床活动，促使小腿肌肉活动，增加下肢静脉回流血量。

第二章

呼吸系统疾病

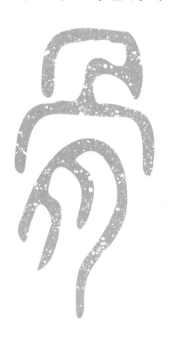

第一节　支气管哮喘

一、定义

支气管哮喘简称哮喘，是由嗜酸性粒细胞、肥大细胞、T 淋巴细胞等多种炎症细胞，气道上皮细胞和细胞组分参与的气道慢性过敏反应炎症性疾病。

二、病因与机制

目前认为哮喘是一种多基因遗传病，一些遗传因子控制着气道对环境刺激的反应，使哮喘患者的气道高反应具有一定的遗传性。与哮喘发病相关的重要介质有趋化因子、白细胞三烯、细胞因子、组胺、前列腺素 D_2、NO 等。激活因素：①吸入物，如尘螨、花粉、真菌、动物毛屑等各种特异性及非特异性吸入物。②感染，如细菌、病毒、原虫、寄生虫感染等。③食物，如鱼、蟹、牛奶、蛋类。④气候变化，如气温、湿度、气压等改变。⑤精神因素，如精神激动、紧张、恐惧等应激反应导致原稳定期疾病急性发作。⑥运动，一些剧烈运动会诱发哮喘。⑦药物，如 β 受体阻滞剂、阿司匹林、ACEI。

三、病理改变

气道收缩是导致哮喘症状和哮喘病理生理改变的最常见原因，与气道收缩有关的因素有气道平滑肌收缩、气道水肿、气道壁增厚、气道黏液分泌过多。

四、临床表现

发作性伴有哮鸣音的呼气性呼吸困难为哮喘典型临床表现，也可表现为发作性胸闷和咳嗽、干咳或者咳大量白色泡沫痰等症状，严重时伴有发绀，可自行缓解或用支气管扩张药物缓解。

五、检查

1. 体格检查　胸部呈过度充气状态，双肺有广泛哮鸣音、呼气音延长。重症患者可表现为发绀，哮鸣音减弱或消失，辅助呼吸肌和胸锁乳突肌收缩加强，心率快，奇脉，胸腹反常运动。

2. 辅助检查　①血常规：嗜酸性粒细胞升高。②血气分析：不同程度低氧血症，PaO_2 降低，$PaCO_2$ 一般正常或者降低。$PaCO_2$ 升高提示气道阻塞严重或者呼吸肌过度疲劳，可能需要进行气管插管。③胸部 X 线片：双肺透亮度增加，呈过度通气状态，因哮喘并发气胸，还可能存在肺不张及纵隔气肿。④诱导痰：痰涂片见较多嗜酸性粒细胞，诱导痰中细胞因子及炎性介质含量测定。⑤肺功能：有关呼气流速所有指标均下降，FEV_1、FEV_1/FVC、最大呼气中期流速（MMER）、呼气流量峰值（PEF）均下降，缓解期上述指标可恢复。

六、诊断

对于有典型症状和体征的患者，除外其他疾病引起的喘息、气急、胸闷和咳嗽后，可做出临床诊断；对不典型病例，应做支气管舒张或激发试验，阳性者可确诊。

七、西医治疗

治疗目的为控制症状、减少发作、提高生活质量。

1. 评估　监测呼吸功能及 FEV_1，评估病情及疗效。

2. 吸氧　保证 $SpO_2 > 92\%$。

3. 药物治疗　控制性药物：全身激素、吸入性激素、茶碱缓释片、长效 β_2 受体激动剂、白细胞三烯调节剂，如孟鲁司特钠。缓解性药物：短效 β_2 受体激动剂、全身激素、茶碱和抗胆碱药物，如异丙托溴铵、噻托溴铵等。

4. 补液　患者出汗多，不显性失水明显增加。

5. 抗生素　除非有感染适应证（发热、脓痰、肺部浸润影、鼻窦炎），否则尽量不用。

八、骨科疾病与支气管哮喘

骨折创伤导致的疼痛、精神紧张、害怕情绪等应激反应可引起原稳定期疾病急性发作。对于该类患者需家属陪同及进行情绪管理，强化镇静、镇痛管理，营造安静舒适的住院环境。对于吸入治疗的老年患者，评价认知功能至关重要，认知功能损害的患者优选雾化给药。常易被忽视的不良反应多为 β_2 受体激动剂导致的全身反应，如肌肉震颤、心悸、心律失常、低钾血症，心肌梗死患者出现严重心律失常风险更大。老年多病共存的患者管理难度较大，使用利尿药及胰岛素治疗、骨折创伤导致营养摄入不足的老年患者出现低钾血症的风险更大。

第二节　慢性阻塞性肺疾病

一、定义

慢性阻塞性肺疾病（COPD）是一种可预防和可治疗的疾病，伴有一些显著肺外效应，肺部病变特点为不完全可逆性气流受限，气流受限呈进行性发展，与肺部对有害颗粒或者气体的异常炎症反应有关。患者出现呼吸困难加重、痰液变脓、痰量增多等症状之一时为 COPD 急性加重。COPD 是世界上最常见的慢性病之一，是成年人的第 4 大死因，随年龄增长患病率逐渐增加。

二、病因与机制

诱因包括吸烟、吸入粉尘、刺激性气体、空气污染、呼吸道感染（病毒或细菌）、心衰、肺栓塞、其他部位感染，以及脊柱及下肢骨折患者卧床期间痰液引流不畅，液体摄入减少，基础慢性病导致免疫功能低下等。COPD 气道阻塞和气流受限的机制主要与以下因素有关，一是小气道慢性炎症时细胞浸润、黏膜充血水肿使管壁增厚及分泌物增加导致管腔狭窄，气道阻力增加。二是肺气肿使肺组织弹性回缩力降低，呼气动力减弱，流速减慢，小气道正常牵拉作用减弱，小气道在呼气期发生闭合。

三、临床表现

标志性症状有气短、呼吸困难、慢性咳嗽、咳痰、喘息、胸闷、食欲减退、体重减轻、抑郁或者焦虑。

四、检查

肺功能检查是判断气流受限的主要客观指标。FEV_1/FVC 是评价气流受限的一项敏感指标。FEV_1 预计值是评估 COPD 严重程度的良好指标，其变异性较小，易于操作。吸入支气管扩张剂后 $FEV_1/FVC < 70\%$ 者，可确定为不能完全可逆性气流受限。胸部 X 线片改变对 COPD 诊断意义不大，主要作为确定肺部并发症及与其他肺疾病鉴别之用。胸部 CT 检查对有可疑病例的鉴别诊断有一定意义。血气分析检查可确定是否发生低氧血症、高碳酸血症及酸碱平衡紊乱，并有助于提示当前病情的严重程度。

五、诊断

慢性咳嗽、咳痰、进行性加重的呼吸困难及有 COPD 危险因素接触史（即使无呼吸困难症状）的患者需考虑 COPD。确诊需要行肺功能检查，使用支气管舒张剂后 $FEV_1/FVC < 70\%$ 可确定为不完全可逆性气流受限。

六、西医治疗

1. 氧疗　鼻导管或者面罩给氧，目标是使 SpO_2 在 90%~92%，血气分析 PaO_2 为 60~65 mmHg；家庭氧疗，自然状态 $SpO_2 \leq 88\%$ 或者 $PaO_2 \leq 55$ mmHg 的患者每天吸氧 > 14 h 和戒烟可改善预后。不良预后的因素包括：年龄、FEV_1 降低、肺源性心脏病、低体重、长期居住在高海拔地区。

2. 促进痰液排出　痰液稀释剂：氨溴索注射液 30 mg 加入 0.9% 氯化钠注射液 100 ml 中静脉滴注，每 12 h 1 次，或者氨溴索片 30 mg，口服，3 次/天；乙酰半胱氨酸泡腾片 1 片，口服，2 次/天，糜蛋白酶 4 000 IU 加 0.9% 氯化钠注射液 10 ml 中雾化，2 次/天。

茶碱类：氨茶碱 0.125 g 加入 0.9% 氯化钠注射液 100 ml 中静脉滴注，每 12 h 1 次，多索茶碱为二线用药，该类药物的副作用为心率增快。

3. 抗生素和 β_2 受体激动剂　抗生素适用于常见下呼吸道定植菌，如流感嗜血杆菌、肺炎球菌。近期使用抗生素者应包括铜绿假单胞菌感染，疗程为 5~10 天。也可使用短效 β_2 受体激动剂沙丁胺醇雾化，每 4~6 h 1 次。定量吸入器（MDI）沙丁胺醇气雾剂治疗，对该药效果不佳时可加用异丙托溴铵。长效 β_2 受体激动剂（LABA）和长效抗胆碱药物噻托溴铵优于短效异丙托溴铵，可有效改善肺功能，降低急性加重频率。LABA 联合异丙托溴铵用药优于单一用药。糖皮质激素甲强龙 40 mg 静脉滴注，1 次 / 天或每 12 h 1 次，疗程 3~5 天。

4. 抗抑郁、焦虑治疗　抑郁和焦虑影响患者呼吸症状、功能状态及生活质量。COPD 患者新发抑郁是出现认知功能障碍的高危因素，焦虑与骨折患者躯体功能受限、失能有关，也是 COPD 急性发作的预测因子。早期发现和治疗抑郁、焦虑可改善生活质量。可采用抗抑郁药帕罗西汀 20 mg，口服，1 次 / 天（老年人日剂量不超过 40 mg）。

5. 无创通气　是中重度慢性阻塞性肺疾病急性加重期（AECOPD）的一线治疗方法。意识障碍、浅快呼吸、pH 值下降时常需要有创通气。

6. 呼吸兴奋剂　不作为常规推荐，但嗜睡，严重 CO_2 潴留，拒绝使用气管插管以及呼吸机的患者可以考虑使用。

七、骨科疾病与 COPD

脊柱及下肢骨折患者卧床期间，痰液引流不畅，液体摄入减少，基础慢性病导致免疫功能低下，易致 COPD 急性加重。因此须加强骨折快速康复，减少卧床时间，对于无绝对手术禁忌者，尽早手术，尽早下床活动。入院后评估肺功能情况，指导呼吸功能锻炼，可予以机械排痰、体外膈肌起搏等促进痰液引流。

第三节 社区获得性肺炎

一、定义

社区获得性肺炎（CAP）是指在社区环境中感染（包括入院48h内）而发作的肺炎。

二、病因与发病机制

正常的呼吸道免疫防御机制（支气管内黏液－纤毛运载系统、肺泡巨噬细胞等细胞防御的完整性等）使下呼吸道免于被细菌等病原体感染。是否发生CAP取决于两个因素：病原体和宿主因素。如果病原体数量多、毒力强和（或）宿主呼吸道局部和全身免疫防御系统损害，即可发生CAP。病原体可通过下列途径引起CAP：①空气吸入；②血行播散；③邻近感染部位蔓延；④上呼吸道定植菌的误吸。病原体直接抵达下呼吸道后，滋生繁殖，引起肺泡毛细血管充血、水肿，肺泡内纤维蛋白渗出及细胞浸润。除了金黄色葡萄球菌、铜绿假单胞菌和肺炎克雷伯菌等可引起肺组织的坏死性病变易形成空洞外，肺炎治愈后多不遗留瘢痕，肺的结构与功能均可恢复。

三、诊断标准

（一）普通CAP诊断标准

1. 影像学新出现的斑片状浸润影，叶、段实变影，磨玻璃或间质性改变，伴或不伴胸腔积液。

2. 发热，体温≥38℃。

3. 新近出现的咳嗽、咳痰，或原有呼吸道疾病症状加重，伴或不伴脓痰、胸痛、呼吸困难及咯血。

4. 肺实变体征和（或）湿啰音。

5. 白细胞计数 $> 10 \times 10^9/L$ 或 $< 4 \times 10^9/L$，伴或不伴核左移。

以上第1项加上2~5项中任何1项，并除外肺结核、肺部肿瘤、非感染性肺间质性疾病、肺水肿、肺不张、肺栓塞、肺嗜酸性粒细胞浸润症、肺血管炎等，可建立临床诊断。

注意：老年人免疫抑制患者可没有典型症状，仅表现意识障碍或血流动力学不稳定。CAP 肺外表现发生率为 10%~30%，临床症状好转早于影像学好转。

（二）重症 CAP 的诊断标准

符合下列 1 项主要标准或 > 3 项次要标准者可诊断为重症 CAP，需密切观察，积极救治，有条件时可收至 ICU 治疗。

1. 主要标准

（1）需气管插管、呼吸机辅助通气治疗。

（2）脓毒症休克经积极液体复苏后仍需要血管活性药物治疗。

2. 次要标准

（1）呼吸频率 > 30 次 /min。

（2）氧合指数 < 250 mmHg。

（3）多肺叶浸润。

（4）意识障碍或定向障碍。

（5）血尿素氮 ≥ 7.14 mmol/L。

（6）收缩压 < 90 mmHg，需要积极液体复苏。

注意：治疗有效的患者临床症状在 48~72 h 好转。

四、西医治疗

积极完善病原学检查，完善血常规、降钙素原、C 反应蛋白、白细胞介素 -6、血气分析检查。争取在抗生素使用前留取痰、血、胸腔积液培养。无痰患者可予高渗盐水雾化诱导排痰。根据检查结果对症进行治疗。

（一）抗生素治疗

CAP 多为经验性治疗，如氟喹诺酮类（左氧氟沙星 0.4 g，口服，1 次 / 天），或 β - 内酰胺类（头孢呋辛、头孢曲松、头孢克肟）+ 大环内酯类（克林霉素），疗程 8~10 天。非典型病原体肺炎疗程为 2~3 周。

（二）重症 CAP 的治疗

努力获得病原学证据，一般用氟喹诺酮类或 β‐内酰胺类＋大环内酯类治疗。有基础疾病（如 COPD）且病原体覆盖铜绿假单胞菌时，推荐用哌拉西林他唑巴坦 4.5 g 静脉滴注，每 4~6 h 1 次；头孢他啶＋环丙沙星 0.2 g，口服，每 12 h 1 次；莫西沙星 0.4 g，口服，1 次/天。

五、中医治疗

（一）中医辨证论治

1. 风热犯肺证　发热重，恶寒轻，咳嗽痰白，口微渴，头痛，鼻塞，舌边尖红，苔薄白或微黄，脉浮数。

治法：宣肺透表，清热解毒。

方药：银翘散合麻杏石甘汤加减。

2. 痰热壅肺证　高热不退，咳嗽，咳黄稠痰或咳铁锈色痰，胸痛，呼吸气促，口渴烦躁，小便黄赤，伴见大便干燥或便秘，舌红苔黄，脉洪数或滑数。

治法：清热化痰，镇咳平喘。

方药：麻杏石甘汤合千金苇茎汤。

3. 痰浊阻肺证　咳嗽，咳声重浊，胸闷，咳白黏痰，伴有疲倦，纳呆，腹胀，便溏，舌淡红，苔白腻，脉滑。

治法：燥湿化痰，宣肺镇咳。

方药：二陈汤合三子养清汤加减。

4. 正虚邪恋证　干咳少痰，口燥咽干，腹胀，神倦纳差，舌淡红，苔白腻，脉细滑。

治法：养阴益气，清散余邪。

方药：生脉散、沙参麦冬汤、竹叶石膏汤、六君子汤等。

（二）中成药

1. 风热犯肺证　莲花清瘟胶囊 4 粒，口服，3 次/天。

2. 痰热壅肺证　双黄连口服液 10 ml，口服，3 次/天；急支糖浆 20 ml，口服，3 次/天或肺力咳胶囊 3 粒，口服，3 次/天。

3. 痰浊阻肺证　枇杷止咳颗粒 3g，口服，3 次 / 天。

六、骨科疾病与 CAP

老年骨折合并 CAP 的大部分患者须卧床休养，生活不能自理，自主排痰能力差，很多呼吸功能锻炼方法及排痰锻炼方法难以进行，同时老年骨折合并 CAP 患者基本上都并发贫血、电解质紊乱、低蛋白血症等，较普通 CAP 患者治疗难度大。因此，围手术期尽早发现隐匿性感染，早期干预，以及入院后呼吸功能锻炼第一时间介入，同时加强护理是预防 CAP 发生的关键所在。

第四节　吸入性肺炎

一、定义

吸入性肺炎（AP）是指吸入口咽分泌物、胃内容物及其他液体或者固体物质，将口咽部或胃内定植菌带入肺内先引起化学性炎症或损伤，后继发细菌性肺炎。

二、病因和发病机制

1. 吸入性肺炎的发生包括两个条件　①声门关闭、咳嗽反射或其他清除机制受损。②吸入对下呼吸道有直接损伤作用的物质同时带入细菌。

2. 危险因素　①口咽部细菌定植：老年人口腔卫生情况差，牙周疾病多，骨折卧床后个人卫生清洁能力有限，清洁不够，导致大量细菌在口腔内定植，口咽部细菌成为吸入性肺炎的病原体。②意识改变：老年人用药过量，脑卒中、癫痫、帕金森病、阿尔茨海默病、肌无力等影响吞咽功能及气管防御反射，容易发生误吸。

3. 胃食管反流病　老年人胃和食管动力性疾病增多，再加上卧床体位原因导致食物不能全部进入胃或者潴留在胃，容易反流。

4. 发病取决因素　吸入性肺炎是否发病取决于吸入菌种、菌量及宿主的免疫防御能力，年老体弱、基础疾病多及使用免疫抑制治疗的患者更易发病。

5. 多药共用可增加误吸风险　尤其是麻醉药、镇静药，可使老年人意识状态改变，保护性咳嗽反射减弱。

6. 其他　营养不良、衰弱、抑郁症、糖尿病、心功能不全等疾病也加大了病原体入侵后，肺部感染发展为吸入性肺炎的风险。

三、诊断标准

1. 临床诊断吸入性肺炎的关键点　①误吸的危险因素及证据；②吸入性肺炎诊断证据。

2. 病史　询问患者及照护者，了解患者饮食情况、体重变化、生活方式。

3. 表现　呼吸急促（＞24 次/min）是诊断的早期线索，可伴咳嗽、胸闷、胸痛、喘息、呼吸困难。但老年人临床表现不典型，仅 50% 表现为典型高热、寒战、咳嗽。患者常以谵妄、意识障碍、食欲不振、虚弱、跌倒、功能状态下降等非呼吸系统症状为主要表现。

4. 体征及检查　可闻及下肺干、湿啰音。外周血白细胞计数升高，部分患者不升高，血气分析提示低氧血症或者伴有高碳酸血症，胸部 X 线片多为上叶后段或者下叶背段和基底段浸润阴影，右肺比左肺更常见，一般出现在吸入后的 24~48 h。细菌培养：院外发生的以单纯厌氧菌为主，占 60%，厌氧菌和需氧菌混合感染占 30%；院内发生的，混合感染占 50%，单纯厌氧菌感染约占 17%，其余为需氧的革兰氏阴性菌感染。

对高风险患者应该进行咳嗽反射及吞咽功能评估，如进行饮水试验、吞咽激发试验或者简易吞咽激发试验。

四、西医治疗

1. 针对病因进行预防。

2. 综合治疗

（1）合理使用抗生素　吸入性肺炎病情变化快，炎症早期既可能是化学性损伤所致，也可能是细菌感染的结果。病原学明确前必须尽快合理使用抗生素进行经验性治疗，推荐第三代头孢菌素类联合大环内酯类，或者单独使用喹诺酮类抗生素。对反复重症患者，治疗上选择广谱抗生素，如 β - 内酰胺类 + β - 内酰胺酶抑制剂或者碳青霉烯类联合万古霉素可覆盖大部分致病菌。初始治疗正确，病情改善通常也需要 48~72 h，不推荐 72 h 内更换抗生素。病原学明确、初始治疗有效则选择窄谱抗生素。疗效不佳可能与诊断错误、病原学错误、耐药、出现并发症、抗生素方案不恰当、药物热等有关。疗程为10~14 天。

（2）改善肺通气　若吸入较多食物，或发生大叶性肺不张，应尽早使用纤维支气管镜行纤维支气管镜吸引，必要时行肺泡灌洗。鼓励患者咳嗽排痰，根据血气分析结果选择吸氧方式。SpO_2 不能维持者，可以行机械通气，选择正压通气以促进肺泡复张，改善通气血流比值，改善患者缺氧状态。

（3）其他　营养支持，增强免疫力，维持水和电解质平衡。

五、骨科疾病与吸入性肺炎

老年骨折患者是吸入性肺炎发生的高危人群，重点在于预防：①保持口腔清洁。②采取正确的进餐体位（指南公认是预防吸入性肺炎最安全有效的方法）。进餐时集中精力避免交谈及看电视；保持坐位及高枕卧位，进食后 30 min 内尽量避免即刻仰卧，倒立体位。阿尔茨海默病、偏瘫、口咽部疾病患者颊部会残留食物残渣，进食后应检查口腔。③调整食物量及黏稠度，进食缓慢，调整每一口的量，以不易变形、松散易吞咽的泥状食物为佳。④减少或者避免使用镇静药、镇痛药、肌肉松弛药（简称肌松药），避免长时间使用抑制胃酸分泌的药物。⑤配合咳嗽功能及吞咽功能康复锻炼。

第五节 肺栓塞

一、定义

肺栓塞（PE）是以各种栓子阻塞肺动脉或其分支为其发病原因的临床综合征，最常见类型是肺血栓栓塞症，主要来源于 DVT。PE 是老年人群的常见病，发病呈逐年升高的趋势，病死率高，老年患者个体差异性大，症状和体征缺乏特异性。急性肺血栓栓塞症的病死率为 7%~11%，老年人更高。

二、病因和发病机制

1. 静脉血栓形成 PE 是 DVT 的结果。近端 DVT 的患者中大约 50% 存在无症状 PE，70%PE 患者存在下肢深静脉血栓，急性 PE 是脱落的静脉血栓所致，80%~90% 血栓来源下肢及骨盆的深静脉，10% 来源于上腔静脉系统。

2. 心脏病 我国最常见的原因，约占 40%，包括心房颤动、心衰。

3. 危险因素 年龄＞70 岁、瘫痪、DVT 病史、肥胖、长期制动、脑卒中、充血性心衰、恶性肿瘤、下肢骨折（骨盆、股骨、胫骨）、手术（麻醉时间＞30 min）、获得性或遗传性高凝状态。

三、诊断标准

1. 典型临床表现 呼吸困难（73%）、胸膜炎性胸痛（66%）、咳嗽（37%）、咯血（13%）、心悸、焦虑、下肢疼痛或者肿胀（重要线索）、休克（8%）。老年患者临床表现以不明原因呼吸困难、胸膜炎性胸痛、心动过速为最常见的症状，SpO_2 下降应警惕 PE。若患者表现出极度的呼吸困难，同时存在昏厥及休克的，多提示大面积肺梗死的存在。

2. 体征 呼吸增快、心动过速、细湿啰音、第四心音、P_2 亢进、颈静脉充盈、发热。

3. 辅助检查 ① D- 二聚体升高（敏感性高，特异性差，若正常可排除急性 PE）。②血气分析：低氧血症、低碳酸血症、呼吸性碱中毒；若栓塞部位较高则会因低血压、呼吸衰竭出现高碳酸血症及呼吸性酸中毒合并代谢性酸中毒。③心电图：没有基础心脏病的患者突然出现 $S_I Q_{III} T_{III}$ 征，或者右心室劳损及新发不完全性右束支传导阻滞。④心脏超声：右心室扩张、右心功能不全、三尖瓣关闭不全。⑤下肢静脉超声、肺动脉造影、V/Q 显像、CT 肺动脉造影（对于中心性 PE，其敏感性和特异性分别是 83% 和 93%，但可能漏诊亚段 PE，敏感性仅约40%；对于确诊 PE 价值很大，特异性高，但敏感性低）。

4. 评估　病史、症状及体征对 PE 诊治至关重要。Wells 标准（表 2-1）将患者发生急性 PE 的可能性分为高（60%）、中（30%）、低（10%）三组。简化 Wells 标准，将其危险分层分为可能性大或可能性不大两层。

表 2-1　Wells 标准及简化 Wells 标准

项　目	分　值
DVT 症状（下肢肿胀、触痛）	3.0
除 PE 外，无更可能的诊断	3.0
心率＞ 100 次 /min	1.5
制动＞ 3 天或在 4 周以内的外科手术	1.5
既往有 DVT 病史	1.5
咯血	1.0
恶性肿瘤	1.0
总分	12.5

注：①PE 可能性（Wells 标准）：总分＞ 6.0，为高可能性；总分在 2.0~6.0，为中可能性；总分＜ 2.0，为低可能性。

②PE 可能性（简化 Wells 标准）：总分＞ 4.0，为可能性大；总分＜ 4.0，为可能性不大。

5. 病程　肺栓塞多数发生在 DVT 的 3~7 天，5%~10% 患者出现低血压及休克，50% 患者存在右心功能不全，2/3 患者肺血流灌注不良可自行缓解。PE 危险程度评估工具包括 PE 严重程度指数（PESI）和简化 PE 严重程度指数（SPESI），见表 2-2。高危疑诊患者与非高危疑诊患者采取不同的诊断策略。

表 2-2 PE 严重程度指数原始版及其简化版本

指　标	原始版分值	简化版分值
年龄	以年龄为分数（如 65 岁则为 65 分）	1 分（年龄＞ 80 岁）
男性	+10	－
恶性肿瘤	+30	1
心衰	+10	1
慢性肺部疾病	+10	－
脉搏≥ 110 次 /min	+20	1
收缩压＜ 100 mmHg	+30	1
呼吸频率≥ 30 次 /min	+20	－
SaO_2 ＜ 90%	+20	1
体温＜ 36℃	+20	－
精神状态改变	+60	－

注：PESI 分级方法，≤ 65 分为 I 级，66~85 分为 II 级，86~105 分为 III 级，106~125 分为 IV 级，＞ 125 分为 V 级。SPESI 分级方法，＜ 1 分为低危，相当于 PESI 分级 I ~ II级；≥ 1 分为中危，相当于 PESI 分级 III ~ IV级。

四、西医治疗

1. 支持治疗　呼吸支持：氧疗，严重者行机械通气。血流动力学支持：存在低血压或者低灌注的患者（收缩压＜ 90 mmHg 或较基线血压下降 40 mmHg），可予以去甲肾上腺素、多巴胺、多巴酚丁胺。

2. 抗凝治疗

（1）初始抗凝治疗　按 Wells 标准评为高可能性者，无禁忌证，立即开始抗凝治疗。①药物选择：合并低血压、出血风险高或者准备溶栓的患者选择普通肝素；血流动力学稳定的患者选低分子肝素、磺达肝癸钠；肾功能不全者［内生肌酐清除率（Ccr）＜ 30 ml/min］选择普通肝素钠。②低分子肝素使用相对禁忌证：Ccr ＜ 30 ml/min 或体重＞ 120 kg。

（2）长期抗凝治疗　使用低分子肝素或者磺达肝癸钠当天或第

2 天重叠华法林使用，联合抗凝至少 5 天，INR 为 2.0~3.0 时，停用低分子肝素。①华法林剂量：低剂量开始，不超过 5 mg，< 74 岁用 5 mg，75~84 岁用 4 mg，> 84 岁用 3.5 mg。②华法林疗程：对可逆性因素（如手术、雌激素）引起的 PE 者，推荐 3 个月；对无诱因的 PE 抗凝治疗至少 3 个月，对患者进行风险获益评估后决定是否长期抗凝。对低出血风险及二次发生 PE 者推荐长期抗凝。

3. 溶栓治疗 大面积 PE（血流动力学不稳定）：PE 发生后 14 h 内均是溶栓时间窗。次大面积 PE（右心室功能障碍）：溶栓比抗凝能更迅速地改善血流动力学，但会增加出血并发症，远期预后无差异。溶栓药物：① rt-PA，停肝素并予 rt-PA（体重 ≥ 65 kg 者予 100 mg，体重 < 65 kg 者予 1.5 mg/kg 静脉滴注，时间超过 2 h）。②链激酶，起始 30 min 静脉注射 25 万 IU，然后以 10 万 IU/h 静脉滴注 24 h。密切关注血压及过敏反应。③尿激酶，起始 10 min 静脉注射 4 400 IU/kg，之后 12 h 以 4 400 IU/（kg·h）静脉滴注。

4. 放置下腔静脉滤网 不是一线选择，对于抗凝失败或存在抗凝禁忌的患者可考虑。可请血管外科会诊。

五、骨科疾病与 PE

诱发血栓的三大原因：①血管的损伤；②血液的变化；③血流的滞缓。骨折患者大部分存在血流动力学的改变，首先应激状态下的血液处于高凝状态，卧床患者双下肢活动减少或不能活动，没有肌肉泵的作用，血流缓慢。而骨折断端损伤血管的情况更是高危因素。大部分 PE 的临床症状并不典型，临床症状较轻的 PE 很容易漏诊。骨折患者的基础病变和手术后的症状经常会掩盖 DVT、PTE 的症状和体征，PE 典型的临床表现是呼吸困难、胸痛、咯血和（或）循环衰竭，即所谓的 PE 三联征，但事实上临床很少同时出现这三种表现。如患者术后出现以下几种常见表现应高度警惕 PE 的发生：①自主呼吸时，低氧血症和低碳酸血症进行性加重；②镇静状态下接受控制通气的患者出现低氧血症进行性加重；③具有慢性肺部病变和已知的 CO_2 潴留患者，出现呼吸困难和低氧血症加重，$PaCO_2$ 下降；④不明原因的发热；⑤在血流动力学监测过程中，突然出现肺动脉压和 CVP 升高。对于骨折患者来说，预防性应用抗凝药物和患者早期的功能锻炼在预防 DVT 和 PE 中非常重要。

第六节 阻塞型睡眠呼吸暂停低通气综合征

一、定义

1. 睡眠呼吸暂停低通气综合征（SAHS） 是一种病因尚不十分清楚的睡眠呼吸疾病，临床表现为夜间睡眠打鼾伴呼吸暂停和白天嗜睡。由于呼吸暂停引起反复发作的夜间低氧和高碳酸血症，可导致高血压、冠心病、糖尿病和脑血管疾病等并发症，甚至夜间猝死。因此，SAHS 是一种潜在致死性的睡眠呼吸疾病。根据发病机制不同，可分 3 类：阻塞型（各种原因导致睡眠时上呼吸道阻塞）、中枢型（睡眠时呼吸中枢受抑制）、混合型（以上两种因素同时存在）。其中，阻塞型发病率最高，占 80%~90%。

2. 阻塞型睡眠呼吸暂停低通气综合征（OSAHS） 是指每夜 7 h 睡眠过程中呼吸暂停及低通气反复发作在 30 次以上，或睡眠呼吸暂停低通气指数（AHI）≥ 5 次 / h。

3. 睡眠呼吸暂停（SA） 是指睡眠过程中口鼻呼吸气流消失或明显减弱（较基线幅度下降 ≥ 90%）持续时间达 10 s。

4. 低通气 指睡眠过程中呼吸气流强度（幅度）较基础水平降低 50% 以上并伴有 SaO_2 较基础水平下降 ≥ 4%。

5. AHI 即平均每小时睡眠中的呼吸暂停次数加上低通气次数。

6. 觉醒反应 指睡眠过程中由呼吸障碍导致的觉醒，它可以是较长的使睡眠总时间缩短的觉醒，也可以是频繁而短暂的微觉醒。

7. 睡眠片段 指反复醒觉导致的睡眠不连续。

二、病因与发病机制

年龄、性别及体质指数（BMI）是 OSAHS 发生的危险因素，高龄、男性及 BMI 高均可显著增加 OSAHS 发病率。高龄是咽壁塌陷的独立危险因素；肥胖可引起气道脂肪堆积和颈部脂肪压迫，导致上呼吸道结构异常。绝经后妇女发病率增加，可能与绝经后妇女总睾酮水平下降相关；吸烟、内分泌紊乱、嗜酒、使用苯二氮䓬类镇静催眠药、颅面部畸形均与 OSAHS 有关。

三、诊断标准

家人反映的时断时续的鼾声、睡眠时的呼吸暂停可以作为判断 OSAHS 的重要依据。诊断方法有：多导睡眠图（PSG）监测、初筛诊断仪检查、嗜睡程度评价 [主要采用 Epworth 嗜睡评分量表（ESS）]。

OSAHS 的诊断一般是以 AHI > 5 次 /h 为标准。其诊断标准如下。

1. 至少具有 2 项主要危险因素 尤其是表现为肥胖、颈粗短或下颌后缩，咽腔狭窄或有扁桃体 2 度肿大，悬雍垂肥大，或合并甲状腺功能减退症（简称甲减）、肢端肥大症或精神系统明显异常。

2. 中或重度打鼾。

3. 夜间呼吸不规律，或有屏气和憋醒（观察时间不应少于 15 min）。

4. 夜间睡眠节律紊乱，特别是频繁觉醒。

5. 白天嗜睡，ESS 评分 > 9 分。

6. SaO_2 监测趋势图可见典型变化，氧减饱和度指数 > 10/h。

7. 引发 1 个或 1 个以上重要器官损害。

符合以上 7 条中的 6 条即可做出初步判断，有条件的单位可进一步进行 PSG 监测。

四、西医治疗

1. 健康教育 积极进行健康宣教，开展 OSAHS 疾病知识讲座，帮助患者了解 OSAHS 对机体的危害，耐心讲解持续气道正压通气的作用，使老年 OSAHS 患者尽可能接受治疗。

2. 改变生活习惯 生活习惯的改变对老年 OSAHS 的防治具有重

要意义，如控制体重、避免抽烟喝酒等不良嗜好的影响，睡眠中保持侧卧位、抬高床头可以减轻 OSAHS 的病情严重程度。

3. 经鼻持续气道正压通气 迄今为止，国内外仍公认经鼻持续气道正压通气是 OSAHS 治疗的首选和主要手段。适用于中重度患者，轻度但嗜睡及认知障碍患者，经过其他治疗效果不佳患者，合并 COPD 的"重叠综合征"患者，以及 OSAHS 患者围手术期治疗。

4. 口腔矫正器 口腔矫正器是治疗成年人 OSAHS 的重要方法之一，具有操作简便、携带方便的优点。

5. 手术 目前普遍认为，对老年患者不主张手术治疗而应主要以经鼻持续气道正压通气为主。

6. 药物治疗 主要是通过改变睡眠结构和呼吸的神经控制功能，但目前尚无疗效确切的药物，可使用乙酰唑胺、甲羟孕酮、普罗替林等治疗。

五、骨折与 OSAHS

老年及肥胖患者的脊柱、胸廓、骨盆及下肢骨折均会导致 OSAHS 发生率提高。被动卧床、体位异常、咳痰无力，若合并老年、衰弱、营养不良、卒中后遗症、继发感染等诱因，镇静、镇痛药物使用都会导致呼吸抑制，继而出现呼吸暂停及低通气综合征。

处理：对于可选择非全身麻醉手术者尽量选择较安全的麻醉方式。需要行全身麻醉手术者，可术后严密进行呼吸功能监测，包括呼吸频率、SaO_2、血气分析等；可选择侧卧位、高枕卧位，尽量不要去枕平卧；减少镇静药物使用；保持呼吸道通畅，如使用鼻咽通气管、无创正压通气、经鼻高流量吸氧等；此外，可采用辅助肺康复手段，尽早恢复患者坐立行走的生理功能。

六、围手术期管理

1. 评估发生术后肺部并发症的风险。

2. 做好详细的病史采集和查体，了解活动耐力，全面了解肺部情况（胸部 CT、血气分析、肺功能）。

3. 术前治疗和控制 COPD 及哮喘至最佳状态，有感染征象的患者术前加用抗生素，术中谨慎使用 β_2 受体阻滞剂，以免诱发哮喘。

4. 手术前加强呼吸功能锻炼，尽可能采取创伤小的手术及较安全的麻醉方式，手术后有效镇痛及进行呼吸功能锻炼。

第三章

消化系统疾病

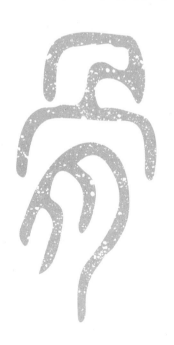

第一节　急性胃黏膜病变

　　急性胃黏膜病变（AGML）是指患者在严重创伤、大型手术、危重疾病、严重心理障碍等应激状态下或乙醇、药物等理化因素直接刺激下，胃黏膜发生程度不等的以糜烂、浅表处溃疡和出血为标志的病理变化，严重者可导致消化道穿孔，致使全身情况进一步恶化。骨折的发生多为严重的暴力作用于人体所致，人体的生理状况和病理特点不尽相同，如脏腑虚实、筋骨强弱、气血盛衰、年龄老幼等各有不同，均影响着骨科疾病的发生、发展及诊治的整个过程。因此，对于大多数骨科疾病患者来说，在创伤发生后，极易发生消化系统疾病，尤其是老年患者。从临床角度出发可以把 AGML 分为出血性胃炎和应激性溃疡。

一、病理生理机制

（一）胃黏膜防御功能减弱

　　胃黏膜缺血、缺氧是导致 AGML 最基本的条件。而在大多数骨折的情况下，上述两个基本条件是很容易被满足的。当然，使胃黏膜防御功能减弱的因素还包括：胃黏膜内酸碱平衡失调，碳酸氢盐和黏液的屏障功能障碍，前列腺素（PG）分泌减少。另外，内源性 NO 的不足也会减弱胃黏膜的防御功能，NO 与应激状态下胃壁细胞泌酸功能有关，它可参与调节胃壁细胞 H^+-K^+-ATP 酶活性，抑制胃酸分泌。因此，对于骨折患者，更应该注意骨折后胃黏膜防御功能减弱的先决条件，尽量减少和避免其发生。

（二）胃黏膜损伤因素的作用增强

　　胃酸存在是 AGML 发生的直接原因和必要条件。胃黏膜损伤因素还包括：外源性因素直接刺激，胃黏膜内脂质过氧化物含量升高和氧自由基产生增加，胆盐的作用，胃黏膜细胞凋亡。

二、病因

（一）应激性因素

应激性因素包括严重烧伤，严重创伤、骨折，全身严重感染，多器官功能障碍综合征，多脏器功能衰竭，休克，心、肺、脑复苏术后，心脑血管意外，严重心理应激如精神创伤、过度紧张等。

（二）非应激性因素

1. 药物　对于骨折的患者来说，大多需要长期卧床休养，是血栓形成的高危人群，故需要使用一些抗凝药物，主要包括阿司匹林等非甾体抗炎药（NSAIDs）、氯吡格雷等抗血小板类药物、皮质类固醇等激素类药物、抗肿瘤以及抗生素类药物。这类药物的使用，更加速了AGML的发生。

2. 乙醇　乙醇具有的亲脂性可导致胃黏膜糜烂和胃黏膜出血，炎症细胞浸润多不明显。

3. 创伤和物理因素　骨折创伤大、卧床时间长、手术并发症风险高，放置鼻胃管、剧烈恶心或干呕、胃内异物、食管裂孔疝、胃镜下各种止血技术、息肉摘除等微创手术以及大剂量放射线照射均可导致胃黏膜糜烂甚至溃疡。

三、诊断

AGML 的诊断标准基于以下两方面：其一，具备引起 AGML 的诱因；其二，新出现的 AGML 证据或原有的胃黏膜基础病变加重。

1. 病史　有骨折病史，合并肢体活动障碍，有手术、烧伤或脑血管意外等应激因素。

2. 临床症状　有上腹部疼痛、饱胀、反酸、食欲减退、恶心、呕吐，以及反复呕血和（或）便血或失血性休克症状。对无显性出血的患者，胃液或大便隐血试验阳性、不明原因血红蛋白浓度降低，应考虑有AGML 伴出血的可能。

3. 内镜检查　是诊断 AGML 和明确出血来源的最可靠方法，病情紧急时，即使是高危患者，在有效生命支持的情况下，也应尽早行内镜检查。病变以多发性黏膜糜烂、溃疡为主，深度可至黏膜下、肌层及浆膜层，并可能见到渗血或大出血。

四、西医治疗

（一）控制或去除诱因

积极治疗原发病，有效并积极地治疗骨折，避免或延缓骨折并发症的发生，有效制订骨折治疗方案，积极镇痛治疗。控制或去除诱因是治疗 AGML 的关键，因为通常 AGML 患者以消化道出血为主，一旦患者发生凝血功能障碍，单纯的止血治疗难以起效，所以对凝血功能异常的患者应给予重视。

1. 骨折患者卧床期间，虽需积极地进行抗凝治疗，但也需对抗血小板药物治疗进行纠正，以减少 AGML 的发生或避免其加剧。停药 7 天以上才能产生新的正常血小板，恢复血小板功能，对于紧急患者首先推荐静脉滴注新鲜血小板，必要时可使用去氨加压素。

2. 抗凝药物治疗纠正，临床上主要是对华法林作用的纠正，华法林效果可以被维生素 K 完全阻断，维生素 K 可以口服、皮下注射、肌内注射或静脉注射，推荐 5 mg 口服或 5~10 mg 缓慢静脉注射（> 30 min）。维生素 K 给予 6 h 后开始发挥作用，一般需要 12~24 h 逆转凝血功能障碍。

3. 骨折后，对于有特殊血液系统疾病的患者，需积极有效地处理血液系统原发病，如血友病患者的紧急处理。血友病患者在诊疗过程中应该避免应用阿司匹林等非甾体抗炎药，减少肌内注射量，尽早地补充相应缺乏的凝血因子，保证长期的替代治疗。

4. 骨折患者虽是血栓形成的高危人群，但需采取措施积极应对 AGML 的发生，尤其是对于既往有胃病基础病史的患者，需积极治疗。如纤维蛋白原减少患者的处理，对于原发和继发纤维蛋白原减少的患者，替代疗法是此类患者治疗的关键。通常以血浆来源的纤维蛋白原浓缩物为首选，在其无法获得的紧急情况下，也可以考虑应用冷沉淀和新鲜冰冻血浆替代疗法。

（二）AGML 或并发出血的治疗

1. 抑酸治疗

（1）抑酸剂　在积极治疗骨折原发病的基础上，主要有质子泵抑制剂（PPI）和 H_2 受体拮抗剂（H_2RA），推荐使用 PPI 针剂。另外，内镜检查前静脉使用 PPI 可降低内镜检查时有出血征象的高危患者的比例以及接受内镜治疗患者的比例。有活动性出血、裸露血管或黏附血凝块的患者，在内镜下治疗成功后也应给予静脉 PPI 治疗。基于急诊患者病情复杂、治疗窗窄、老年患者及联合用药患者较多，建议选用药物相互作用风险小的 PPI（如泮托拉唑等）。

（2）抗酸剂　主要有氢氧化铝、铝碳酸镁、5% 碳酸氢钠溶液等，可经胃管注入。

（3）生长抑素及生长抑素类似物　主要有奥曲肽、伐普肽等，可与 PPI 联合应用，用来治疗严重的急性上消化道出血。

2. 内镜治疗　经上述治疗后仍不能控制病情者，若病情允许，应进行内镜止血，可在急诊胃镜检查确定出血部位和病变性质后进行。

3. 介入治疗或外科手术治疗　经药物和内镜治疗仍不能有效止血者，可考虑进行介入治疗或外科手术治疗。

4. 出血停止后治疗　应继续应用抑酸剂，直至溃疡愈合。推荐药物有 PPI、H_2RA 等。

（三）胃黏膜保护

主要的胃黏膜保护剂有硫糖铝、前列腺素 E 等。硫糖铝对胃内酸度影响小，并可吸附胃蛋白酶和胆酸，改善胃黏液 - 黏膜屏障和黏膜血流，防治再灌注损伤和 AGML，用药时间不少于 2 周，肾功能不全者口服 2 周以上应监测血铝含量。

（四）危险性 AGML 的治疗

1. 紧急评估及处理

（1）紧急评估　首先应对患者进行"ABC"评估，即气道评估（airway，A）、呼吸评估（breathing，B）、循环评估（circulation，C）。

（2）紧急处理　对紧急评估中发现呼吸循环障碍的患者，应常规采取"OMI"处理，即吸氧（oxygen，O）、监护（monitoring，M）、建立静脉通路（intravenous，I）。

2. 器官和系统功能支持

（1）容量复苏　一旦确定存在组织低灌注时应当立即进行容量复苏，推荐以晶体为主，必要时给予人工胶体，对低蛋白血症的患者推荐给予白蛋白复苏；高龄或明显心血管顺应性差的患者，输液速度不宜太快；监测容量反应并调节容量复苏的速度。

（2）血管活性药物　在补充血容量的基础上，给予血管活性药物维持血压。血管升压药首选去甲肾上腺素。建议仅在部分高度选择的患者中应用多巴胺替代去甲肾上腺素（如低心动过速风险和绝对、相对心动过缓患者）。

（3）呼吸功能支持　维持有效供氧，避免因循环低灌注造成体内组织、器官缺氧，可选择鼻导管给氧或面罩给氧，以及无创呼吸机辅助呼吸。严重病例，须及早给予连续性有创机械通气治疗。

（4）肾功能支持　在充分容量复苏的前提下，如果肾功能仍未改善，体内内环境恶化，应及早给予连续性肾脏替代治疗（CRRT）。

（5）消化系统功能支持　有消化道黏膜病变高危因素的患者，既往有消化道黏膜损害病史或出血风险的重症感染患者，推荐预防性使用PPI及H_2RA。无禁忌证时，推荐给予胃肠道营养支持。

（6）内分泌功能调节　根据患者平日的血糖水平，控制血糖达到一定稳态，避免血糖过高或低血糖发作，使目标血糖 ≤ 10.0 mol/L（180 mg/dL）。对于严格控制血糖的患者，注意同时给予营养支持治疗，预防低血糖的发生。

（7）血液系统功能支持　推荐在血红蛋白 < 70 g/L 时输注红细胞；急性出血患者，应动态观察血红蛋白变化；出血未停止的患者，尽管血红蛋白 > 70 g/L，也应考虑输注红细胞；建议血小板计数（PLT）< 10×10^9/L 时预防性输注血小板；如患者有明显出血风险，建议在 PLT < 20×10^9/L 时预防性输注血小板。

（8）神经肌肉系统功能支持　推荐对无急性呼吸窘迫综合征的急性感染患者尽量避免使用肌松药（NMBAs）；行机械通气的急性感染

患者需要注意：一些抗生素如氨基糖苷类也可导致神经肌肉功能抑制。

五、中医治疗

1. **胃热壅盛证** 吐血色红或紫暗，常夹有食物残渣，脘腹胀闷，嘈杂不适，或有烧灼感，上腹部疼痛，口臭，便秘，大便色黑，舌红，苔黄腻，脉滑数。

治法：清胃泻火，化瘀止血。

方药：泻心汤合十灰散加减。常用药：黄芩、黄连、大黄、牡丹皮、栀子、大蓟、小蓟、侧柏叶、茜草根、白茅根、棕榈皮。胃气上逆而见恶心、呕吐者，可加代赭石、竹茹、旋覆花；热伤胃阴而出现口渴、舌红而干、脉细数者，加麦冬、石斛、天花粉。

2. **肝火犯胃证** 吐血色红或紫暗，口苦胁痛，心烦易怒，寐少梦多，部分患者面、颈、胸、臂可见血痣赤缕，舌红绛，脉弦数。

治法：泻肝清胃，凉血止血。

方药：龙胆泻肝汤加减。常用药：龙胆草、柴胡、黄芩、栀子、泽泻、木通、车前子、生地黄、当归、白茅根、藕节、墨旱莲、茜草。胁痛甚者，加郁金、醋香附；见有积块者，加鳖甲、龟板、牡蛎；血热妄行，吐血量多，加水牛角、赤芍。

3. **气虚血溢证** 吐血反复发作或缠绵不止，时轻时重，血色暗淡，神疲乏力，心悸气短，面色苍白，舌淡，脉细弱。

治法：健脾益气摄血。

方药：归脾汤加减。常用药：党参、茯苓、白术、甘草、当归、黄芪、木香、阿胶、仙鹤草、炮姜炭、白及、乌贼骨。若气损及阳，脾胃虚汗，证见肤冷、畏寒、便溏者，治宜温经摄血，可改用柏叶汤。

4. **脾胃虚寒证** 便血紫暗，甚则黑色，腹部隐痛，喜热饮，面色不华，神倦懒言，便溏，舌淡，脉细。

治法：健脾温中，养血止血。

方药：黄土汤加减。常用药：灶心土（赤石脂代）、炮姜、白术、制附子、甘草、地黄、阿胶、黄芩、白及、乌贼骨、三七、花蕊石。阳虚较甚，畏寒肢冷者，去黄芩、地黄，加鹿角霜、干姜、艾叶。

以上 4 种证候，若出血过多，导致气随血脱，表现为面色苍白、四肢厥冷、汗出、脉微等证者，亟当用独参汤等益气固脱，并结合西医治疗方法救治。

第二节　消化道出血

消化道出血可分为上消化道出血和下消化道出血，上消化道出血是指屈氏韧带以上的食管、胃、十二指肠、胰和胆等病变引起的出血，包括胃空肠吻合术后的空肠上段病变。屈氏韧带以下的肠道出血称为下消化道出血。临床上根据失血量与出血速度将消化道出血分为慢性隐性出血、慢性显性出血和急性出血。短时间内消化道大量出血称急性大出血，常伴有急性周围循环障碍，死亡率约为 10%。80% 的上消化道出血具有自限性，下消化道出血死亡率一般不超过 5%。骨折通常为外界暴力所致，有些情况下极易发生消化道出血。

小肠出血是相对少见的疾病，占消化道出血的 5%~10%，指经过常规上消化道内镜、下消化道内镜检查未发现病因的消化道显性或者隐性出血，通常出血部位在肝胰壶腹部远端和回盲瓣近端之间。

不明原因消化道出血主要是指经常规消化道内镜检查（包括检查食管至十二指肠降段的上消化道内镜和肛门直肠至回盲瓣的结肠镜）和 X 线小肠钡剂检查（口服钡剂或钡剂灌肠造影）或小肠 CT 不能明确病因的持续或反复发作的出血。

一、病因和分类

消化道出血可由消化道本身的炎症、机械性损伤、血管病变、肿瘤等因素引起，也可由邻近器官的病变和全身性疾病累及消化道所致。骨折后发生消化道出血的病理机制为：①受伤后肢体骨折本身加上手术的二次打击引起机体严重的应激反应，通过下丘脑－垂体－肾上腺轴的作用，使交感神经强烈兴奋，体内大量儿茶酚胺物质释放增加，使胃黏膜血流迅速减少，胃黏膜缺血缺氧，黏膜细胞坏死；②手术后刺激交感神经或抑制交感神经中枢，致使自主神经失调，引起胃酸、胃蛋白酶分泌增加，加重胃黏膜屏障的损害。

1. 上消化道出血的病因　临床上最常见的上消化道出血病因是消化性溃疡、食管-胃底静脉曲张破裂、急性糜烂出血性胃炎和胃癌，当然，在骨折、创伤的基础上，这些疾病更容易引发消化道出血，而这些病因占上消化道出血的 80%~90%。

（1）食管疾病　食管炎、食管溃疡、食管肿瘤、食管贲门黏膜撕裂、Cameron 糜烂、物理或化学性损伤。

（2）胃、十二指肠疾病　消化性溃疡、急性糜烂出血性胃炎、胃血管异常（动静脉畸形如 Dieulafoy 病等）、胃癌和胃其他肿瘤、急性胃扩张、十二指肠炎和憩室炎、膈疝、胃扭转、钩虫病、胃肠吻合术后的空肠溃疡和吻合口溃疡。

（3）门静脉高压　食管-胃底静脉曲张破裂出血、门静脉高压性胃病。

（4）上消化道邻近器官或组织的疾病　①胆道出血；②胰腺疾病累及十二指肠；③胸或腹主动脉瘤破入消化道；④纵隔肿瘤或脓肿破入食管。

（5）全身性疾病在胃肠道表现为出血　①血液病，如白血病、再生障碍性贫血、血友病等；②血管性疾病；③结缔组织病，如血管炎；④急性感染性疾病，如流行性出血热、钩端螺旋体病；⑤尿毒症。

2. 下消化道出血的病因

（1）大肠癌和大肠息肉　最常见。

（2）肠道炎症性疾病　细菌性感染、寄生虫感染、非特异性肠炎、抗生素相关性肠炎、缺血性肠炎、放射性肠炎等。

（3）血管病变　作为下消化道出血病因的比例在上升，如毛细血管扩张症、异位静脉曲张、小肠血管瘤及血管畸形。

（4）肠壁结构异常　如 Meckel 憩室，肠套叠等。

（5）肛管疾病　痔疮、肛裂、肿瘤等。

二、临床表现

骨折患者易发生消化道出血，而骨折部位对于消化道出血的发生也有一定的影响。消化道出血的临床表现取决于出血的性质、部位、失血量与速度，与患者的年龄、心肾功能等全身情况也有关。

1. 呕血、黑便和便血　是消化道出血的特征性临床表现。上消化道急性大量出血多数表现为呕血，如出血速度快而出血量多，呕血的颜色呈鲜红色；少量出血则表现为黑便、柏油样便或大便隐血试验阳性；出血速度过快，在肠道停留时间短，则表现为解暗红色血便。下消化道出血一般表现为血便或暗红色大便，不伴呕血；右半结肠出血时，大便颜色为暗红色；左半结肠及直肠出血时，大便颜色为鲜红色；空、回肠及右半结肠病变引起少量渗血时，也可有黑便。

2. 失血性周围循环衰竭　消化道出血因循环血容量迅速减少可致急性周围循环衰竭，多见于短时期内出血量超过 1 000 ml 者。临床上可出现头昏、乏力、心悸、出冷汗、黑朦或晕厥、皮肤湿冷，严重者呈休克状态。

3. 贫血　慢性消化道出血在常规体检中发现小细胞低色素性贫血。急性大出血后早期因有周围血管收缩与红细胞重新分布等生理调节，血红蛋白、红细胞和血细胞比容的数值可无变化。此后，大量组织液渗入血管内以补充失去的血浆容量，血红蛋白和红细胞因稀释而降低。平均出血后 32 h，血红蛋白可稀释到最大程度。失血会刺激骨髓代偿性增生，外周血网织红细胞增多。

4. 氮质血症　在大量消化道出血后，血液蛋白的分解产物在肠道被吸收，以致血中氮质升高，称肠源性氮质血症，一般出血后 1~2 天达高峰，出血停止后 3~4 天恢复正常。

5. 发热　大量出血后，多数患者在 24 h 内常出现低热，持续数日至 1 周。发热的原因可能是血容量减少、贫血等因素导致体温调节中枢的功能障碍。分析发热原因时要注意寻找其他因素，例如有无并发肺炎等。

三、诊断

1. 消化道出血的识别　一般情况下为呕血和黑便，呕吐物或大便隐血试验强阳性，血红蛋白、红细胞计数下降常提示有消化道出血，但必须排除消化道以外的出血因素。首先应与口、鼻、咽部出血区别；其次，需与呼吸道和心脏疾病导致的咯血区别。此外，口服动物血液、骨炭、铋剂和某些中药也可引起黑便，应注意鉴别。

2. 判别消化道出血的部位　呕血和黑便多提示有上消化道出血，血便大多来自下消化道。上消化道大出血可表现为暗红色血便，如不伴呕血，常难以与下消化道出血鉴别。而慢性下消化道出血也可表现为黑便，常难以判别出血部位，应在病情稳定后行急诊内镜检查。

3. 出血严重程度的估计和周围循环状态的判断　每日出血量＞5 ml 时，大便隐血试验可呈现阳性反应；每日出血量达 50 ml，可出现黑便。胃内积血量达 250 ml 时，可引起呕血。短时间出血量超过1 000 ml，可出现周围循环衰竭表现。对于上消化道出血失血程度的估计，主要动态观察周围循环状态，特别是血压、心率。如果患者由平卧位改为坐位时血压下降（＞15 mmHg）、心率加快（＞10 次 /min），提示血容量明显不足，是紧急输血的指征。患者血红细胞计数、血红蛋白及血细胞比容测定，也可作为估计失血程度的参考。

4. 出血是否停止的判断　有下列临床表现时，认为有继续出血或再出血，须及时处理：①反复呕血，黑便次数增多，大便稀薄，伴有肠鸣音亢进；②周围循环衰竭的表现经积极补液输血后未见明显改善，或虽有好转但又恶化；③红细胞计数、血红蛋白测定与血细胞比容持续下降，网织红细胞计数持续增高；④在补液量与尿量足够的情况下，血尿素氮再次升高。

5. 出血病因和部位诊断　消化性溃疡患者多有慢性、周期性、节律性上腹疼痛或不适史。服用 NSAIDs 或肾上腺皮质激素类药物，或处于严重应激状态者，其出血以 AGML 可能性较高。有慢性肝炎、血吸虫等病史，伴有肝病、门静脉高压表现者，以食管－胃底静脉曲张破裂出血为最大可能。应当指出的是，肝硬化患者出现上消化道出血，有一部分患者出血可来自于消化性溃疡、急性糜烂出血性胃炎、门静脉高压性胃病。15 岁以上患者慢性持续性大便隐血试验阳性，伴有缺铁性贫血、持续性上腹痛、厌食、消瘦，应警惕胃癌的可能性。50 岁以上原因不明的肠梗阻及便血，应考虑结肠肿瘤。60 岁以上有冠心病、心房颤动病史的腹痛及便血者，缺血性肠病可能性大。突然腹痛、休克、便血者要立即想到动脉瘤破裂。黄疸、发热及腹痛伴消化道出血时，胆源性出血不能除外。儿童便血以憩室、感染性肠炎、血液系统疾病多见。

四、辅助检查

1. 内镜检查　消化道出血定位、定性诊断的首选方法，其诊断准确率为80%~94%，可解决90%消化道出血的病因诊断。一般主张在出血24~48 h进行检查，称急诊内镜。急诊胃镜最好在生命体征平稳后进行，尽可能先纠正休克，补足血容量，改善贫血。结肠镜是诊断大肠及回肠末端病变的首选检查方法。超声内镜、色素放大内镜等均有助于明确诊断，可提高对肿瘤、癌前病变等诊断的准确率。胶囊内镜具有安全、创伤小的优点，主要用于小肠疾病的诊断。

2. X线钡剂检查　仅适用于出血已停止和病情稳定的患者，对急性消化道出血病因诊断的阳性率不高，多为内镜检查所代替。钡剂检查对于怀疑小肠出血的诊断率仅有3%~17%，目前并不推荐用于小肠出血的诊断。

3. 其他　放射性核素显像、血管造影、小肠CT造影（CTE）及剖腹探查。

五、西医治疗

骨折患者发生消化道出血时，病情来势汹汹，治疗不当随时可能危及生命。因此，对于骨折患者需积极治疗原发病，并且积极控制骨折及骨折术后并发症的发生及发展。

1. 一般治疗　卧床休息，严密监测患者生命体征，必要时行CVP测定。观察呕血及黑便情况。定期复查血红蛋白、红细胞计数、血细胞比容与血尿素氮。对老年患者视情况实施心电监护。

2. 补充血容量　及时补充和维持血容量，改善周围循环，防止微循环障碍引起脏器功能障碍，酌情输血，在配血同时可先用右旋糖酐或其他血浆代用品。紧急输血指征：改变体位出现血压下降、心率增快、晕厥，失血性休克，血红蛋白＜70 g/L，血细胞比容＜25%。

3. 上消化道大出血的止血处理 急性非静脉曲张上消化道大出血以消化性溃疡多见。

（1）抑制胃酸分泌和保护胃黏膜 在急性期静脉给予 PPI，使胃内 pH 值 > 6.0，有助于消化性溃疡和 AGML 的止血。无效时可加用生长抑素及其类似物，收缩内脏血管、控制急性出血。

（2）内镜直视下止血治疗 经内镜直视下局部喷洒 5% 孟氏液（碱式硫酸铁溶液）、8% 去甲肾上腺素液，凝血酶。

（3）手术和介入治疗 内科积极治疗仍有大量出血危及患者生命时，须考虑外科手术治疗。

（4）食管 – 胃底静脉曲张破裂出血的非外科治疗 食管 – 胃底静脉曲张破裂出血是肝硬化严重并发症和患者死亡的主要原因，应予以积极抢救。①重症监护：卧床、禁食、保持气道通畅、补充凝血因子、迅速建立静脉通道以维持循环血容量稳定，密切监测生命体征及出血情况，必要时输血。短期应用抗生素，不仅可以预防出血后感染，特别是自发性腹膜炎，还可提高止血率，降低死亡率。可先静脉予以头孢曲松 1 g/d，然后在能进食时口服环丙沙星 0.4 g，2 次 / 天，共 7 天。②控制急性出血：a. 血管活性药物治疗。一旦怀疑食管 – 胃底静脉曲张破裂出血，应立即静脉给予下列缩血管药物，收缩内脏血管，减少门静脉血流量，达到止血效果。诊断明确后继续用 3~5 天。常用药物有 14 肽生长抑素，首剂 250 μg 静脉注射，继以 250 μg/h 持续静脉滴注；8 肽奥曲肽，首剂 100 μg 静脉注射，继以 25~50 μg/h 持续静脉滴注，必要时剂量加倍；三甘氨酰赖氨酸加压素（特利加压素）静脉注射，1~2 mg，每 6~8 h 1 次；垂体后叶素（VP）0.4 U/min 静脉滴注。b. 气囊压迫术。使用三腔二囊管对胃底和食管下段做气囊填塞，常用于药物止血失败者。压迫总时间不宜超过 24 h，否则易导致黏膜糜烂。c. 内镜治疗。经过抗休克和药物治疗血流动力学稳定者应立即送去做急诊内镜检查，以明确上消化道出血原因及部位。如果是食管静脉曲张性出血，应予以内镜下注射硬化剂止血或者使用皮圈进行静脉曲张套扎术（EVL）；若为胃静脉出血，宜注射组织胶。

4. 下消化道大量出血的处理 基本措施是输血、输液、纠正血容量不足引起的休克。再针对下消化道出血的定位及病因诊断而做出相应治疗。如有条件在内镜下止血治疗。对弥漫性血管扩张病变所致的出血，在内镜下治疗或手术治疗有困难，或治疗后仍反复出血时，可考虑雌激素和孕激素联合治疗。

六、中医治疗

本病的中医治疗同本章第一节"急性胃黏膜病变。"

第四章

泌尿系统疾病

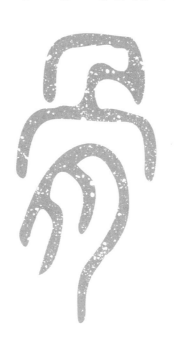

第一节　急性肾盂肾炎

一、定义

急性肾盂肾炎是指肾盂黏膜及肾实质的急性感染性疾病，常伴有下尿路炎症。

二、病因与发病机制

急性肾盂肾炎主要是由大肠埃希菌感染引起，占 80% ~ 85%，另外还有变形杆菌、葡萄球菌、链球菌及铜绿假单胞菌等感染引起。感染途径有两种。①上行感染：细菌由输尿管进入肾盂，再侵入肾实质。70% 的急性肾盂肾炎是源于此途径。②血流感染：细菌由血流进入肾小管，从肾小管侵入肾盂，约占 30%，多为葡萄球菌感染。尿路梗阻和尿流停滞是急性肾盂肾炎最常见的原因，单纯的肾盂肾炎很少见。

三、病理生理改变

急性肾盂肾炎病变可为单侧或双侧，局限或广泛，可轻可重，轻者仅累及肾盂黏膜，重者肾肿大，切面可见黏膜充血溃疡、小脓肿形成，如伴有梗阻，出现肾盏增宽。少数严重患者，其肾乳头及锥体部可见坏死，坏死组织随尿液排出，称肾髓质坏死。显微镜下可见肾间质水肿、小管损伤、局灶性中性粒细胞和单核细胞浸润。

四、临床表现

（一）泌尿系统症状

最常见的是膀胱刺激征，即尿频、尿急、尿痛等，每次排尿量少，甚至有尿淋漓，在上行感染时，可先于全身症状出现。大部分患者有腰痛，多为钝痛或酸痛。少数会有向会阴部下传的腹痛。体格检查有肾区叩击痛与上输尿管点和肋腰点的压痛。

（二）全身表现

起病大多数急骤，常有寒战或畏寒、高热，体温多在 38~39℃，甚至更高。伴全身不适、头痛、乏力等。

（三）胃肠道症状

可有食欲减退，有些患者出现恶心或呕吐，少数患者有中上腹或全腹疼痛。

五、检查

尿常规（留清晨第一次尿液）中出现脓尿（每高倍视野下超过 5 个白细胞），尿蛋白常为阴性或微量。白细胞酯酶试验中白细胞超过 10 个 /ml。如尿沉渣发现白细胞管型，则有助于急性肾盂肾炎的诊断。尿的细菌学检查是确诊的重要指标，新鲜清洁中段尿培养法尿细菌定量培养含菌量 ≥ 10^5/ml，为有意义的菌尿；尿涂片镜检，如每高倍视野下 ≥ 1 个细菌，也为有意义的菌尿；血液学检查常有白细胞计数升高和红细胞沉降率增快，血培养可能呈阳性。X 线及肾盂造影检查可了解泌尿系统有无结石、梗阻、畸形、肾下垂等情况。放射性核素肾图检查可了解双肾功能、尿梗阻、膀胱输尿管反流及膀胱残余尿情况。超声检查可筛选泌尿道发育不全、先天畸形、多囊肾、肾动脉狭窄等情况。

六、诊断

急性肾盂肾炎一般有典型症状和尿液异常发现，诊断不难。如仅有高热而尿路症状不明显者，应与各种发热性疾病相鉴别。

七、西医治疗

1. 一般治疗　急性期有高热者应卧床休息，多饮水、勤排尿，以降低髓质渗透压，促使细菌及炎性渗出物迅速排出。

2. 增加抗菌药疗效　碳酸氢钠 1.0 g，口服，3 次 / 天，可碱化尿液，减轻膀胱刺激征，并增加喹诺酮类、氨基糖苷类抗生素药效。

3. 去除诱因　对诱发因素予以治疗，如肾结石、输尿管畸形等。

4. 抗感染治疗　一般在无尿培养结果和药敏试验结果时，首选对革兰氏阴性菌有效的药物，因尿路感染大多由大肠埃希菌等革兰氏阴性菌引起，尤其是首发尿路感染者，多数可以治愈。治疗 72 h 后根据治疗效果评估是否继续应用，如有效则不需要根据药敏试验结果换药，因为体内药敏试验最准确；若症状无明显改善，则应根据药敏试验结果更换抗生素。急性肾盂肾炎抗生素的疗程一般为 7~14 天。

八、中医治疗

（一）中医辨证论治

1. 湿热下注证　小便淋漓频数，尿急，尿痛，尿道口有灼热感，排尿不畅，或尿少，腰部疼痛，拒按，苔黄腻，脉濡数或脉滑数。

治法：清热利湿通淋。

方药：八正散加减。常用药：萹蓄、瞿麦、木通、车前子、滑石、大黄、栀子、甘草。若大便秘结、腹胀者，重用大黄，加枳实。若湿热伤阴者去大黄，加生地黄、知母。

2. 热郁少阳证　小便热涩浑浊，尿急，尿痛，小腹胀痛不适，寒热往来，胁肋胀痛，心烦口暗，默默不欲饮食。苔薄黄，脉弦数。

治法：清肝利胆通淋。

方药：小柴胡汤合龙胆泻肝汤加减。常用药：柴胡、龙胆草、黄芩、栀子、车前子、泽泻、木通、滑石、生地黄、当归、甘草。胁痛者，加延胡索、川楝子。口苦便秘者，加大黄。尿痛较剧者，加黄柏、蒲公英。

3. 湿热中阻证　寒战高热，午后为甚，小便黄赤，尿时涩疼，口气秽浊，腹部硬满，渴不欲饮，大便或秘或溏，腰腹疼痛。苔黄腻，脉滑数。

治法：清热化湿通淋。

方药：三仁汤合导赤承气汤加减。常用药：杏仁、竹叶、白豆蔻、半夏、厚朴、薏苡仁、滑石、木通、白通草、车前子、生大黄、黄芩、黄连、黄柏、甘草。便秘者，加大黄。便溏者，加山药、茯苓。腹胀者，加枳实、陈皮。

（二）中成药

三金片 3 片，口服，3 次 / 天。

九、骨科疾病与急性肾盂肾炎

各种骨科疾病后生理、心理原因，机体免疫力低下，医源性因素等会诱发该疾病，故应该做好如下处理。

1. 鼓励患者每日多饮水，每天至少饮水 1 500 ml。鼓励并指导患者在床上使用小便器，尽量取斜坡卧位排尿，减少尿潴留。提供私密的排尿空间，消除焦虑和紧张情绪。

2. 指导患者进行床上排尿训练

（1）训练患者进行肛提肌舒缩运动 全身放松，将臀部和大腿夹紧，做深呼吸，吸气提收肛门，呼气时放松，一提一松为一次，可做 20 ~ 30 次，每天做 3 ~ 8 组。可慢慢增加锻炼时间和次数。需要提醒患者的是锻炼时不要紧绷腹、臀及腿部肌肉。

（2）尿潴留的处理方法 用温开水洗外阴部或热水熏外阴部以解除尿道括约肌痉挛，诱导排尿反射。也可用听缓的流水声诱导排尿。在耻骨联合上方的膀胱部位，用热水袋外敷，以改善膀胱的血液循环。在排尿时按摩小腹部，并逐渐加压，可促进排尿。

（3）膀胱行为治疗 根据患者排尿记录，训练定时排尿，若憋尿超过 3 h 出现尿失禁，则指导患者 2 h 排尿 1 次，若患者在 2 h 内能保持控尿，则逐步延长排尿间隔直至达到满意的储尿时间及控尿状态。

第二节 急性肾损伤

一、定义

急性肾衰竭是由各种原因引起的肾小球滤过功能在短时间内（几小时至几周）突然下降而出现的水、电解质紊乱和酸碱失衡以及氮质废物滞留和尿量减少（＜400 ml/d）的综合征。目前将其称为急性肾损伤（AKI），其定义为：48 h内血肌酐上升≥0.3 mg/dL（≥26.5 μmol/L）或血肌酐升高超过基线水平1.5倍（确认或推测7天内发生）和（或）尿量＜0.5 ml/（kg·h），时间＞6 h（排除梗阻性肾病或脱水状态）。根据改善全球肾病预后组织（KDIGO）的分期标准，其分期见表4-1。

表4-1　急性肾损伤的分期标准

分期	血肌酐标准	尿量标准
1期	绝对升高≥0.3 mg/dL（≥26.5 μmol/L）或相对升高1.5~1.9倍	＜0.5 ml/（kg·h）（时间持续6~12 h）
2期	相对升高2~2.9倍	＜0.5 ml/（kg·h）（时间≥12 h）
3期	相对升高3倍或≥4.0mg/dL（≥353.6 μmol/L）或开始肾脏替代治疗或eGFR＜35 ml/（min·1.73 m^2）（年龄＜18岁）	少尿[＜0.3 ml/（kg·h）]≥24 h或无尿≥12 h

二、病因与发病机制

急性肾损伤发病原因有很多，可分为肾前性、肾性和肾后性三类。肾前性急性肾损伤的常见病因包括血容量减少（如各种原因的液体丢失和出血）、低心输出量（如充血性心衰、急性心肌梗死、急性肺栓塞、恶性心律失常等）、周围血管扩张（如败血症、过敏性休克、肝衰竭等）、使用肾血管阻力增加的药物（如去甲肾上腺素、前列腺素合成抑制剂等）。肾性急性肾损伤是指肾实质损伤，常见的是肾缺血或肾毒性物质损伤肾小管上皮细胞（如急性肾小管坏死），也包括肾小球疾病、肾血管病和间质病变所伴有的肾功能急剧下降。肾后性急性肾损伤的病因主要是急性尿路梗阻。急性肾损伤的易感人群包括存在基础肾病、高血压、糖尿病、心血管疾病的患者和高龄患者。

三、病理改变

肾前性急性肾损伤因肾小球滤过率降低，肾小管对尿素氮、水和钠的重吸收相对增加，使血尿素氮升高、尿量减少、尿比重增高、尿钠排泄减少。肾性急性肾损伤按发病原因、病理改变可表现为：①肾血管疾病，如动脉内膜增厚、血管壁增厚和巨噬细胞浸润、纤维化以及血管腔不可逆性闭锁。②肾微血管病变，如溶血性尿毒症综合征或血栓性血小板减少性紫癜、恶性高血压、高黏血症等。③肾小球疾病，如伴有肾小球大量新月体形成的急进性肾小球肾炎和严重塌陷性肾小球疾病。④急性间质性肾炎，常由各种药物过敏反应所致。⑤缺血和中毒性急性肾小管坏死，如肾前性损伤因素持续存在，使用肾毒性药物等。肾后性急性肾损伤见于各种原因引起的急性尿路梗阻。肾以下尿路梗阻，使梗阻上方的压力升高，甚至出现肾盂积水。

四、临床表现

1. 尿量减少　尿量骤减或逐渐减少，出现少尿（尿量＜ 400 ml/d）或无尿（尿量＜ 100 ml/d）。

2. 进行性氮质血症　急性肾损伤时，肾小球滤过率降低，摄入蛋白质的代谢产物不能经肾排泄而潴留在体内，可产生中毒症状，即尿毒症。血尿素氮每天上升＞ 8.93 mmol/L（25 mg/dL）者，称为高分解代谢。少尿型急性肾损伤患者通常有高分解代谢。此外，血尿素氮升高并非都是高分解代谢，胃肠道大出血、血肿等积血被吸收后，也会加重氮质血症。

3. 水、电解质紊乱和酸碱失衡　水钠潴留会导致全身水肿、脑水肿、肺水肿及心衰、血压升高、低钠血症等。高钾血症是急性肾损伤最严重的并发症之一，也是少尿期的首要死因。引起高钾血症的原因如下。①肾排钾减少。②并发感染、溶血及大量组织破坏，K^+ 由细胞内释放入细胞外液。③酸中毒致使 H^+-K^+ 交换增加，K^+ 由细胞内液转移到细胞外液。④摄入富含钾的食物、使用保钾利尿药或输注库存血，均可加重高钾血症。低钠血症主要是由于水过多所致的稀释性低钠血症。高磷血症是急性肾损伤常见的并发症。转移性磷酸钙盐沉积，可导致低钙血症。急性肾损伤时常常出现高镁血症，可引起心律失常，心电图示 PR 间期延长。急性肾损伤时，肾不能排出固定酸，引发代谢性酸中毒，临床表现为深大呼吸（Kussmaul 呼吸），血 pH 值、HCO_3^- 和 CO_2 结合力降低，由于硫酸根和磷酸根潴留，常伴阴离子间隙升高。

4. 消化系统　常为早期症状，主要表现为食欲减退、恶心、呕吐、腹泻、呃逆，约 25% 的患者并发消化道出血。消化道症状与原发疾病，水、电解质紊乱或酸中毒有关。

5. 心血管系统　可有充血性心衰、高血压、急性肺水肿、心律失常、心包炎等。

6. 神经系统　轻型患者可无神经系统症状。若早期出现意识淡漠、嗜睡或烦躁不安甚至昏迷，提示病情危重，宜尽早透析。严重感染、流行性出血热、某些重金属中毒、严重创伤或多脏器衰竭患者，神经系统表现较为常见。

7. 血液系统　可表现为贫血、白细胞计数升高、血小板功能缺陷和出血倾向。

8. 营养和代谢异常　急性肾损伤患者常处于高分解代谢状态，蛋白质分解代谢加快，肌肉分解率增加。

9. 感染　是急性肾损伤患者常见和严重并发症之一。

五、检查

1. 血液检查　血常规检查了解有无贫血及其程度，观察红细胞形态有无变化，有助于病因诊断。少尿期及多尿期要严密随访电解质，包括血钾、钠、钙、镁、磷及氯化物浓度。肝功能检查了解有无肝细胞坏死和其他功能障碍，了解有无原发性肝功能衰竭引起急性肾损伤。分析了解有无代谢性酸中毒及有无缺氧情况。凝血功能检查尽早发现有无凝血功能障碍。抗核抗体谱检查排查急性感染后肾小球肾炎和狼疮性肾炎等肾实质性疾病。如果患者有感染，应行血培养，排除急性肾损伤伴发脓毒症。

2. 尿液检查　①尿量改变：少尿期每日尿量在 400 ml 以下，

或 < 17 ml/h。非少尿期尿量可正常或增多。完全无尿提示两侧尿路完全性梗阻、肾皮质坏死、严重肾小球肾炎及两侧肾动脉栓塞等。无尿与尿量突然增多交替出现是尿路梗阻的有力证据。②尿常规：外观多浑浊，尿色深，有时呈酱油色；尿蛋白多为（＋）～（＋＋），常以中、小分子蛋白质为主；尿沉渣检查常有不同程度血尿，以镜下血尿较为多见，但在重金属中毒时常有大量蛋白尿和肉眼血尿。③尿沉渣检查：可发现有肾小管上皮细胞、上皮细胞管型、颗粒管型、红细胞、白细胞和晶体存在，有助于急性肾损伤的鉴别诊断，对区分肾前性、肾性和肾后性具有重要价值。④尿液生化检查：包括尿钠、钠滤过分数、肾衰指数、尿渗量／血渗量、尿和血尿素氮或血肌酐比值等，有助于肾前性氮质血症和急性肾小管坏死的鉴别。

3. 尿路影像学检查　肾 B 超检查有助于排查尿路梗阻，判断肾的大小。腹部 X 线平片可显示肾、输尿管和膀胱等部位的结石。CT 扫描可评估尿道梗阻，确定梗阻部位，明确腹膜后感染组织或腹膜后恶性肿瘤。怀疑肾动脉梗阻（栓塞、血栓形成、动脉瘤）时可行肾血管造影。

4. 肾活检　对任何病因不明、无法解释的急性肾损伤，若无禁忌证，应尽早进行肾活检，以便尽早实施有针对性的治疗。

六、诊断

1. 明确是急性肾损伤还是慢性肾衰竭。

2. 诊断急性肾损伤后，明确是肾前性、肾后性还是肾性。若存在双侧尿路梗阻或前列腺增生、盆腔脏器肿瘤或手术史、突发完全性无尿或间歇性无尿、B 超或影像学证实的梗阻，则为肾后性急性肾损伤；若不存在以上情况，进一步评估，若存在导致肾缺血的明确病因、直立性低血压或尿量减少、尿诊断指数符合肾前性改变、血尿素氮和血肌酐增高不成比例、补液或利尿试验后尿量增加，则为肾前性急性肾损伤；若不存在以上情况，则为肾性急性肾损伤。

3. 肾性急性肾损伤还要定位是肾小球性、肾小管性、肾间质性还是肾血管性。肾实质性急性肾损伤的病因诊断困难时，如无禁忌证应尽早行肾活检协助诊断。

4. 慢性肾脏病基础上的急性肾损伤，即慢加急（A on C）性肾衰竭。其好发人群包括原有慢性肾脏病，特别是合并糖尿病、高血压、动脉粥样硬化的患者。引起慢加急性肾衰竭的常见原因包括：①药物，如造影剂、非甾体抗炎药、抗生素等；②介入治疗；③手术或其他原因引起长时间低血压、脱水导致的肾循环血量不足；④血压控制不良发生恶性高血压；⑤原有肾病加重或病变重新活动。

七、西医治疗

1. 纠正可逆的病因　首先要纠正可逆的病因。对各种严重外伤、心衰、急性失血等进行相关治疗，停用影响肾灌注或具有肾毒性的药物。

2. 维持体液平衡　每日补液量应为显性失液量加上非显性失液量减去内生水量。每日大致的进液量，可按前一日尿量加 500 ml 计算。发热患者只要体重不增加可增加进液量。对于低血容量者建议重复小剂量补液（250 ml 晶体液或胶体液），密切监测 CVP、尿量、乳酸和碱剩余水平。

3. 饮食和营养　急性肾损伤患者每日所需能量应为 20~30 kcal*/kg，主要由碳水化合物和脂肪供应，蛋白质摄入量应限制为每天 0.8~1.0 g/kg。对于有高分解代谢或营养不良以及接受透析的患者，蛋白质摄入量可放宽为每天 1.0~1.5 g/kg；对于接受 CRRT 治疗的严重高分解代谢的患者，最大蛋白质摄入量为每天 1.7 g/kg。尽可能地减少钠、钾、氯的摄入量。不能口服的患者须静脉补充必需氨基酸及葡萄糖，每天必需氨基酸摄入量≤ 1.7 g/kg，同时补充微量元素和水溶性维生素。

4. 纠正高钾血症　血钾超过 6.5 mmol/L，心电图表现为 QRS 波增宽等明显的变化时，应予以紧急处理，包括：①钙剂（10% 葡萄糖酸钙 10~20 ml）稀释后静脉缓慢（5 min）注射；②11.2% 乳酸钠或 5%

---

　　　　*1 kcal=4.184 kJ，全书同。

碳酸氢钠 100~200 ml 静脉滴注；③ 50% 葡萄糖溶液 50~100 ml 加普通胰岛素 6~12 U 缓慢地静脉注射；④口服离子交换树脂（15~30 g，3 次/天）。以上措施无效或为高分解代谢型急性肾小管坏死的高钾血症患者，透析是最有效的治疗。

5. 纠正代谢性酸中毒　应及时治疗，如 HCO_3^- 低于 15 mmol/L，可选用 5% 碳酸氢钠 100~250 ml 静脉滴注。对于严重酸中毒患者，应立即开始透析。

6. 控制感染　应尽早使用抗生素。根据细菌培养和药敏试验结果选用对肾无毒性或毒性低的药物，并按肌酐清除率调整用药剂量。

7. 透析疗法　急性肾损伤的透析治疗可选择腹膜透析（PD）、间歇性血液透析（IHD）或 CRRT。

8. 多尿的治疗　多尿开始时，由于肾小球滤过率尚未恢复，肾小管的浓缩功能仍较差，治疗仍以维持水、电解质和酸碱平衡，控制氮质血症和防治各种并发症为主。已施行透析的患者，仍应继续透析。多尿期 1 周左右后可见血肌酐和血尿素氮水平逐渐降至正常范围，饮食中蛋白质摄入量可逐渐增加，并逐渐减少透析频率直至停止透析。

八、骨科疾病与急性肾损伤

严重的骨折创伤致细胞内的电解质释放、脂肪栓塞或血栓栓塞，进入血液循环后栓子可堵塞肾血管，造成肾组织坏死引起急性肾损伤。多发骨折大量失血导致肾有效灌注不足可致急性肾损伤。慢性肾功能不全患者使用肾损伤药物或感染等因素可诱发急性肾损伤。所以急性肾损伤的一、二级预防最为重要。必须对发病的高危人群，包括老年人、原有肾病患者、采取特殊检查或治疗措施者（血管造影、特殊抗生素使用等）等给予相应保护措施并密切跟踪病程中尿量和血肌酐的动态变化，以期早诊断、早治疗。危险因素的评估：年龄＞75 岁，存在慢性肾脏病、心衰、动脉粥样硬化性周围血管病变、肝病、糖尿病，使用肾毒性药物，低血容量，感染。对于具有造影剂后急性肾损伤风险的患者建议使用等渗或低渗造影剂，口服或静脉使用 N- 乙酰半胱氨酸及等渗晶体，推荐使用等渗氯化钠溶液或碳酸氢钠静脉扩容以预防急性肾损伤的发生。不建议使用利尿药预防急性肾损伤的发生，除非在容量负荷过多的情况下。

第五章

内分泌系统疾病

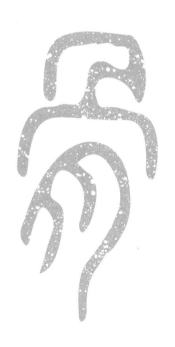

第一节　2 型糖尿病

一、定义

2 型糖尿病是由遗传和环境因素共同作用，因胰岛素抵抗或胰岛素相对不足引起的一组以慢性高血糖为主要特征的临床综合征。

二、病因及发病机制

2 型糖尿病的发病机制比较复杂，至今尚未完全明确。目前，研究发现糖尿病的病因有遗传因素和环境因素。发病机制包括：胰岛素分泌不足、胰岛素抵抗、胰岛细胞功能缺陷、胰升糖激素分泌增多、肌肉对葡萄糖摄取不足、肝糖原分解及合成下降、肠促胰素作用减弱、肾小管葡萄糖重吸收增加、对摄食中枢方面控制减弱等。

三、病理生理变化

胰岛素抵抗和胰岛素不足是 2 型糖尿病病理生理的主要环节。

1. 糖代谢紊乱　葡萄糖在肝、肌肉、脂肪组织的利用减少及肝糖原输出增多是发生高血糖的主要机制。

2. 脂肪代谢紊乱　糖尿病时，脂肪组织将葡萄糖转变为脂肪和脂肪酸，因脂化能力下降，脂肪合成减少。由于胰岛素缺乏，脂蛋白酶合成减少，活性降低，血游离脂肪酸和甘油三酯浓度增高。在胰岛素极度缺乏和机体能量不足的条件下，脂肪大量动员分解，产生大量酮体，若超过机体对酮体的氧化能力，形成酮症，则进一步发展为酮症酸中毒。

3. 蛋白质代谢紊乱　蛋白质合成代谢减慢，分解代谢加速，导致负氮平衡。

四、临床表现

2 型糖尿病起病缓慢，早期缺乏症状或者症状较轻，仅表现为乏力，部分患者出现口渴、多饮、多食、消瘦，部分患者以并发症就诊，如性功能下降、皮疹、牙周炎等。

五、检查

1. 血糖、糖耐量试验 空腹血糖 ≥ 6.1 mmol/L，或任意节点血糖 ≥ 7.8 mmol/L，建议行口服葡萄糖耐量试验（OGTT）。

2. 糖化血红蛋白（HbA1c） 可反映取血前 3 个月的平均血糖水平，是判断血糖控制状态最有价值的指标。

3. 血清胰岛素及 C 肽水平 反映胰岛素的储备功能。

4. 血脂 2 型糖尿病患者表现为血脂异常，尤其在血糖控制不良时。

5. 免疫指标 胰岛细胞抗体（ICA）、抗胰岛素抗体（AIA）和谷氨酸脱羧酶（GAD）是鉴别 1 型糖尿病和 2 型糖尿病的重要指标。

六、诊断标准

1. 典型糖尿病症状，如烦渴多饮、多尿、多食、不明原因的体重下降，以及随机血糖 ≥ 11.1 mmol/L。

2. 有典型糖尿病症状，并且空腹血糖 ≥ 7.0 mmol/L。

3. 葡萄糖负荷后 2 h 血糖 ≥ 11.1 mmol/L，无典型糖尿病症状者，需改日复查确认。

七、西医治疗

1. 糖尿病患者的教育和管理 糖尿病自我管理和教育可促进患者不断掌握疾病管理所需的知识和技能，拥有更积极的态度，了解科学的糖尿病知识和养成较好的糖尿病自我管理行为。

2. 药 物 治 疗 若进行生活方式干预后，血糖控制仍不达标（HbA1c ≥ 7.0%），则使用药物治疗。

（1）单药治疗 二甲双胍或 α - 糖苷酶抑制剂或胰岛素促泌剂。

（2）二联治疗 如单药治疗而血糖仍未达标，则可进行二联治疗，在单药治疗基础上加用胰岛素促泌剂、α - 糖苷酶抑制剂、二肽基肽酶 4 抑制剂（DPP-4 抑制剂）、噻唑烷二酮类（TZDs）、钠 - 葡萄糖协同转运蛋白 2（SGLT-2 抑制剂）、胰岛素或胰高血糖素样肽 - 1

（GLP-1）受体激动剂。

（3）三联治疗　若二联治疗不达标，则上述不同机制的降血糖药物可以三种联合使用。

（4）胰岛素多次注射　若三联治疗控制血糖仍不达标，则应将治疗方案调整为多次胰岛素治疗（基础胰岛素加餐时胰岛素或每日多次预混胰岛素）。采用多次胰岛素治疗时应停用胰岛素促泌剂。

3. 运动治疗　成年 2 型糖尿病患者每周至少进行 150 min（如每周运动 5 天，每天 30 min）中等强度（50%~70% 最大心率，运动时有点用力，心搏和呼吸加快但不急促）的有氧运动。中等强度的体育运动包括：快走、打太极拳、骑车、打乒乓球、打羽毛球和打高尔夫球。较大强度的运动包括跳快节奏舞蹈和有氧健身操、慢跑、游泳、骑车上坡、踢足球、打篮球等。如无禁忌证，每周最好进行 2～3 次抗阻运动（两次锻炼间隔 ≥ 48 h），以锻炼肌肉力量和耐力。锻炼部位应包括上肢、下肢、躯干等主要肌肉群，训练强度为中等。联合进行抗阻运动和有氧运动可获得更大程度代谢改善。

八、中医治疗

1. 肺胃燥热证　口渴多饮，伴口干舌燥，尿频量多，舌红少津，苔薄黄而干，脉数。

治法：清热生津止渴。

方药：白虎汤加人参汤。常用药：石膏、知母、人参、甘草、粳米。本证还可选取玉泉丸、玉液汤、滋膵饮。

2. 肠燥精亏证　多食易饥，且伴口渴，尿多，形体消瘦，大便燥结，舌红苔黄，脉滑数有力。

治法：润肠通腑，养阴增液。

方药：增液承气汤加减。常用药：厚朴、大黄、玄参、芒硝、麦冬、生地黄。牙龈出血和胃火甚，加石膏、牡丹皮、栀子；疲乏，加党参、黄芪、山药等。

3. 肝肾亏损证　尿频量多，并伴尿浊如脂膏，或尿有甜味，腰膝酸软，乏力，头晕，耳鸣，口唇干燥，大便干结，皮肤瘙痒，舌红，少苔，脉数。

治法：滋阴肝肾，润燥止渴，益精补血。

方药：六味地黄丸。常用药：熟地黄、山茱萸、山药、茯苓、泽泻、牡丹皮。可并服生地黄饮子加强效果：天冬、麦冬、生地黄、熟地黄、石斛、人参、黄芪，佐以枇杷叶、枳壳、泽泻。

4. 阴阳两虚证　尿频量多且浑浊如脂膏，同时伴腰膝酸软，畏寒怕冷，形体消瘦，四肢欠温，面容憔悴，舌淡苔白而干，脉沉细无力。

治法：温阳滋阴，补肾固涩。

方药：肾气丸加减。常用药：桂枝、制附子、泽泻、茯苓、熟地黄、山茱萸、山药、牡丹皮。夜间潮热，加麦冬、葛根、银柴胡、地骨皮、生地黄；腹泻，加藿香、山药、砂仁；水肿，加泽泻、车前草、猪苓等。

九、骨折合并 2 型糖尿病

详见本章第五节"骨折围手术期血糖管理"。

第二节　糖尿病酮症酸中毒

一、定义

糖尿病酮症酸中毒（DKA）是由于胰岛素严重缺乏和胰岛素反调节激素不适当升高引起的糖、脂肪和蛋白质代谢严重紊乱综合征，临床以高血糖、高血酮体和代谢性酸中毒为主要表现。1 型糖尿病有发生 DKA 的倾向，2 型糖尿病亦可发生 DKA。

二、病因和发病机制

诱发 DKA 的主要原因为感染、饮食或治疗不当及各种应激因素。未经治疗、病情进展急剧的 1 型糖尿病患者，尤其是儿童或青少年，DKA 可作为首发症。其主要机制为胰岛素缺乏和胰岛素反调节激素增加，导致糖代谢障碍，血糖不能正常利用，血糖升高，脂肪分解增加，血酮增多和继发导致代谢性酸中毒与水、电解质平衡紊乱等一系列改变。

三、病理生理改变

各种原因致胰岛素严重不足，糖代谢紊乱迅速加剧，脂肪分解增加，产生大量酮体，血酮体升高，尿酮体排出增多称为酮尿。酮体为酸性物质，大量消耗体内的储备碱，导致酸中毒。高血糖造成高血浆渗透压，渗透性利尿排出大量水分，且酸中毒刺激呼吸中枢，使呼吸深大，大量丙酮由肺排出，增多了由肺呼吸带出的水分，导致脱水，并引起水和电解质严重紊乱、休克、意识障碍，甚至死亡。

四、临床表现

烦渴、多饮、多尿加重，纳差，恶心呕吐，个别患者以急腹症为主要临床表现。严重脱水，皮肤干燥、眼球凹陷、脉搏加快、血压由脉压差增大逐渐衍变至血压降低，严重者出现低血压休克，危及生命。呼吸系统：随着酸中毒加重，呼吸加深、加快，呼出气有烂苹果味。中枢系统：头昏、淡漠、反应迟钝，严重者出现昏迷。

五、检查

1. 血糖、尿糖　血糖多数在 16.7~33.3 mmol/L，可伴有高渗性昏迷。尿糖呈强阳性。

2. 血酮体、尿酮体　血酮体定性呈强阳性，> 5 mmol/L 有诊断意义。尿酮体呈强阳性。

3. 血 pH 值　血 pH 值 < 7.35，严重者可 < 7.0。

4. 血电解质、血浆渗透压　可见低钾、低磷、低镁等。血浆胶体渗透压可轻度升高，有时甚至达 330 mmol/L。

5. 血常规　白细胞计数升高，以中性粒细胞增多为主。

六、诊断标准

1. 有 DKA 临床表现。

2. 血糖一般为 16.7~33.3 mmol/L，甚至更高；尿糖及尿酮体呈强阳性；血酮体增高，血 pH 值 < 7.35。

七、西医治疗

1. 补液　治疗中补液速度应先快后慢，最初 1 h 输入 0.9% 氯化钠注射液，速度为 15 ~ 20 ml/（kg·h）（一般成年人为 1.0 ~ 1.5 L）。随后补液速度取决于脱水程度、电解质水平、尿量等。要在第 1 个 24 h 内补足预估的液体丢失量，补液治疗是否奏效，要看血流动力学（如血压）、出入量、实验室指标及临床表现。对有心、肾功能不全者，在补液过程中要监测血浆渗透压，并经常对患者心、肾、神经系统状况进行评估以防止补液过多。当 DKA 患者血糖 ≤ 13.9 mmol/L 时，须补充 5% 葡萄糖注射液并继续予以胰岛素治疗，直至血酮体、血糖均得到控制。

2. 胰岛素　连续胰岛素静脉滴注 0.1 U/（kg·h），但对于重症患者，可采用首剂静脉注射胰岛素 0.1 U/kg，随后以 0.1 U/（kg·h）持续静脉滴注。若最初 1 h 内血糖下降不足 10%，或有条件监测血酮体时，血酮体下降速度 < 0.5 mmol/（L·h），且脱水已基本纠正，则增加胰岛素剂量 1 U/h。DKA 患者血糖降至 13.9 mmol/L 时，应减少胰岛素输入量为 0.05 ~ 0.10 U/（kg·h），并开始给予 5% 葡萄糖注射液，此后需要根据血糖来调整胰岛素给药速度和葡萄糖注射液浓度，并需持续进行胰岛素输注直至 DKA 缓解。缓解标准参考如下：血糖 < 11.1 mmol/L，血酮体 < 0.3 mmol/L，血清 HCO_3^- ≥ 15 mmol/L，血 pH 值 > 7.3，阴离子间隙 ≤ 12 mmol/L。

3. 纠正电解质紊乱　在开始胰岛素及补液治疗后，若患者的尿量正常，血钾低于 5.2 mmol/L 即应静脉补钾，一般在每升输入溶液中加氯化钾 1.5~3.0 g，以保证血钾在正常水平。治疗前已有低钾血症，尿量 ≥ 40 ml/h 时，在补液和胰岛素治疗同时必须补钾。严重低钾血症可危及生命，若发现血钾 < 3.3 mmol/L，应优先进行补钾治疗，当血钾升至 3.5 mmol/L 时，再开始胰岛素治疗，以免发生心律失常、心搏骤停和呼吸肌麻痹。

4. 纠正酸中毒　血 pH 值 < 7.0 的患者考虑适当补碱治疗。每 2 h

测定1次血pH值,直至其维持在7.0以上。治疗中加强复查,防止过量。

5. 去除诱因和治疗并发症　常见诱因为感染、手术、外伤、漏注或停用胰岛素及各种应激状态使拮抗胰岛素的激素分泌增加;常见并发症为休克、感染、心衰、心律失常、脑水肿和肾衰竭等。

八、骨科疾病与DKA

糖尿病为消耗性疾病,高血糖会影响胶原形成而出现骨质疏松,在外力刺激下比正常人更容易发生骨折。糖尿病患者骨折后常易激发酮症酸中毒,其病因为疼痛、手术、精神紧张、骨折等应激因素,故骨折后预防酮症酸中毒的措施主要为:①镇痛;②补充血容量,预防休克;③预防感染;④均衡营养;⑤加强健侧肢体功能锻炼;⑥按时应用降血糖药物,若血糖升高,及时采取治疗措施,降血糖药物首选胰岛素。一旦发生DKA,就按上述治疗方法治疗。

第三节　高血糖高渗状态

一、定义

高血糖高渗状态(HHS),又称高血糖高渗性非酮症综合征,是糖尿病的严重急性并发症之一,临床以严重高血糖而无明显酮症酸中毒、血浆渗透压显著升高、脱水和意识障碍为特征。

二、病因、发病机制和病理生理

HHS的病因为应激、感染、饮水不足、失水过多等;HHS的发病机制为胰岛素相对不足、液体摄入减少。胰岛素缺乏促进葡萄糖输出,损伤了骨骼肌对葡萄糖的利用,高血糖的渗透利尿作用导致血容量不足。外伤、感染等诱因进一步减少胰岛素分泌,对抗胰岛素的激素水平升高,血糖明显升高。HHS多发生于老年患者,其口渴中枢不敏感,加上主动饮食的欲望不高及肾功能不全,失水常相当严重。脱水、低钠进一步引起儿茶酚胺、皮质醇、胰高血糖素分泌增多,进一步抑制胰岛素分泌,造成高血糖持续加重,形成恶性循环,最终导致HHS发生。

三、临床表现

初始多表现为头昏、乏力、纳差、恶心、呕吐、多尿等，随着脱水加重逐渐出现皮肤干燥、眼球凹陷、脉搏加快、血压下降等。神经系统多由早期的表情淡漠、神志恍惚逐渐发展到兴奋、躁动，进一步可出现嗜睡、失语、偏瘫、昏迷等。

四、检查

1. 血糖、尿糖、血酮体、尿酮体　血糖多数为 33.3~66.6 mmol/L，可伴有高渗性昏迷、尿糖呈强阳性、血酮体、尿酮体呈弱阳性。

2. 血浆渗透压　血浆胶体渗透压可明显升高，为 330~380 mmol/L 以上。

3. 血 pH 值　血 pH 值 ≥ 7.3。

4. 血电解质　可见高钠血症，血磷、血镁正常或轻度异常。

五、诊断标准

1. 临床表现。

2. HHS 的实验室诊断参考标准是：①血糖 ≥ 33.3 mmol/L；②有效血浆渗透压 ≥ 320 mmol/L；③血清 HCO_3^- ≥ 18 mmol/L 或动脉血 pH 值 ≥ 7.3；④尿糖呈强阳性，而血酮体及尿酮体为阴性或弱阳性；⑤阴离子间隙 < 12 mmol/L。

六、西医治疗

1. 补液　24 h 总的补液量一般应为 100~200 ml/kg。推荐 0.9% 氯化钠注射液作为首选。补液速度与 DKA 治疗相仿，最初 1 h 给予 1.0 ~ 1.5 L，随后补液速度根据脱水程度、电解质水平、血浆有效渗透压、尿量等调整。治疗开始时应每小时检测或计算血浆有效渗透压 [公式：$2 \times (Na^+ + K^+) + $ 血糖（单位：mmol/L）]，并据此调整输液速度以使其逐渐下降，速度为 3~8 mmol/（kg·h）。当补足液体而血浆有效渗透压不再下降或血钠升高时，可考虑给予 0.45% 氯化钠注射液。24 h 血钠下降速度应不超过 10 mmol/L。HHS 患者补液本身即可使血糖下降，当血糖下降至 16.7 mmol/L 时需补充 5% 葡萄糖注射液，直到血糖得到控制。

2. 胰岛素　当单纯补液后血糖仍 > 16.7 mmol/L 时，开始应用胰岛素治疗。使用原则与治疗 DKA 大致相同，以 0.1 U/（kg·h）持续静脉滴注。当血糖降至 16.7 mmol/L 时，应减慢胰岛素的滴注速度为 0.02 ~ 0.05 U/（kg·h），同时续以 5% 葡萄糖注射液静脉滴注，并不断调整胰岛素用量和葡萄糖注射液浓度，使血糖维持在 13.9~16.7 mmol/L，直至 HHS 高血糖危象的表现消失。

3. 补钾　HHS 患者总体钾是缺失的，补钾原则与 DKA 相同。

4. 抗凝治疗　除非有禁忌证，建议患者住院期间接受低分子肝素的预防性抗凝治疗。

5. CRRT。

6. 其他治疗　包括去除诱因，纠正休克，防治低血糖和脑水肿，预防足部压疮等。

七、骨折与 HHS

骨折后 HHS 原因及预防措施同"骨科疾病与 DKA"，一旦骨折后出现 HHS 按上述治疗处理。

第四节　低血糖

一、定义

低血糖是一组以血糖浓度过低，出现交感神经兴奋和脑细胞缺氧为主要特点的综合征。

二、病因、发病机制和病理生理

低血糖病因包括过量使用胰岛素或胰岛素促泌剂等降血糖药物，未按时进食或进食过少，运动量增加，酒精摄入，尤其是空腹饮酒等。低血糖通过高级神经、边缘系统、下丘脑腹内侧核刺激交感神经并迷走神经及肾上腺髓质释放儿茶酚胺，促使胰高血糖素分泌，促进肝糖原分解及肝糖异生增加，同时刺激肾上腺素受体引起心动过速、焦虑、震颤、出汗等症候群。

三、临床表现

低血糖的临床表现可分为自主神经兴奋症状和神经缺糖症状两大类。自主神经兴奋症状包括出汗、饥饿感、乏力、心率加快、感觉异常、震颤、焦虑、收缩压升高等。神经缺糖症状包括精神行为异常、抽搐、意识改变，轻者表现为嗜睡、意识模糊，重者表现为昏迷、死亡。

四、检查

1. 血糖　出现低血糖症状或体征时，血糖 < 2.8 mmol/L。接受药物治疗的糖尿病患者血糖水平 ≤ 3.9 mmol/L。

2. 胰岛素释放试验　血糖 < 2.8 mmol/L 时相应的胰岛素浓度 > 6 μU/ml，提示低血糖为胰岛素分泌过多所致。

3. 电解质、肝肾功能、甲状腺功能等。

五、诊断标准

1. 非糖尿病患者　血糖 < 2.8 mmol/L；接受药物治疗的糖尿病患者血糖水平 ≤ 3.9 mmol/L 即可诊断。

2. 糖尿病患者低血糖分层

（1）血糖警惕值　血糖 ≤ 3.9 mmol/L，需要服用速效碳水化合物和调整降血糖方案剂量。

（2）临床显著低血糖　血糖 < 3.0 mmol/L，提示有严重的、临床上有重要意义的低血糖。

（3）严重低血糖　没有特定血糖界限，伴有严重认知功能障碍且需要其他措施帮助恢复的低血糖。

六、西医治疗

1. 怀疑低血糖者　应立即测定血糖水平，以明确诊断；无法测定血糖时暂按低血糖处理。

2. 意识清楚者　口服 15~20 g 糖类食品（以葡萄糖为佳），每

15 min 监测血糖 1 次，血糖仍 ≤ 3.9 mmol/L，再给予葡萄糖口服或静脉注射；血糖在 3.9 mmol/L 以上，但距离下一次就餐时间在 1h 以上，给予含淀粉或蛋白质食物；血糖仍 ≤ 3.0 mmol/L，继续给予 50% 葡萄糖注射液 60 ml 静脉注射。

3. 意识障碍者　给予 50% 葡萄糖注射液 20~40 ml 静脉注射，或胰高血糖素 0.5~1.0 mg，肌内注射。每 15 min 监测血糖 1 次，血糖仍 ≤ 3.9 mmol/L，继续给予 50% 葡萄糖注射液 60 ml 静脉注射。

4. 低血糖经上述处理仍未纠正者　静脉注射 5% 或 10% 的葡萄糖注射液，或加用糖皮质激素；注意长效磺脲类药物或中、长效胰岛素所致低血糖不易纠正，且持续时间较长，可能需要长时间输注葡萄糖注射液。意识恢复后监测血糖 24~48 h。

七、骨折与低血糖

骨折后机体处于高消耗状态，同时易出现胃肠功能紊乱、血容量丢失、酸碱平衡紊乱等，导致机体糖代谢失衡，出现低血糖，其预防重于治疗。预防措施包括以下几点。①合理使用胰岛素和口服降血糖药物。药物使用过多是低血糖发生的主要原因。根据病情及时调整药物剂量。②改善胃肠功能，养成良好的生活习惯，戒烟戒酒，饮食定时定量，保持每日基本稳定的摄食量，饮食结构合理。③积极治疗原发病，预防骨折后并发症。④监测血糖。患者病情不稳定，常发生夜间低血糖，因此睡前应监测血糖，如果血糖偏低，可在睡前适量加餐。对于无症状的低血糖患者应加强血糖监测，及时降低胰岛素的剂量，调整饮食和治疗方案。

第五节　骨折围手术期血糖管理

一、鉴别糖尿病或者应激性高血糖

围手术期血糖升高，既往无糖尿病病史的患者，若年龄 > 45 岁或 BMI ≥ 25 kg/m^2，同时伴高血压、高脂血症、其他心血管疾病、糖尿病家族史等高危因素，筛查 HbA1c，HbA1c ≥ 6.5% 可诊断为糖尿病；

HbA1c < 6.5%，且合并血糖升高者，提示存在应激性高血糖。

二、术前监测

1. 明确糖尿病类型、病程、目前治疗方案、血糖控制情况、低血糖发作情况、糖尿病合并症以及并发症。

2. 监测三餐前后及睡前血糖，常规查 HbA1c、尿常规、血气分析。

3. 筛查引起围手术期血糖波动的因素，如是否使用糖皮质激素、缩血管药物、免疫抑制剂等。合并心衰、严重感染的患者，低血糖发生风险增加。

三、术前血糖控制目标

1. 目的　围手术期糖尿病或应激性高血糖患者的血糖控制目标是尽快恢复血糖稳定，纠正代谢紊乱，降低不良事件发生率。

2. 围手术期术前血糖控制目标　空腹血糖 4.4~7.8 mmol/L，餐后 2 h 血糖 4.4~10.0 mmol/L；眼科手术建议空腹血糖控制在 5.8~6.7 mmol/L，若 HbA1c ≥ 9%，则推迟择期手术。

四、术前血糖控制方案

1. 对于单纯通过饮食控制或口服降血糖药物血糖控制良好，无糖尿病急、慢性并发症，接受小型手术的患者（手术时间 < 1 h、局部麻醉、无须禁食），可维持原治疗方案不变，仅在术前、术后监测血糖。

2. 对于拟行大、中型手术，需要进行蛛网膜下腔阻滞或全身麻醉，手术时间 > 90 min 的患者，采用胰岛素强化治疗。胰岛素强化治疗有胰岛素多次皮下注射和胰岛素泵持续皮下注射两种方式。

（1）胰岛素多次皮下注射（基础 + 餐时）　①使用胰岛素类型：中、长效人胰岛素、速效人胰岛素类似物。②一日总量 = 体重（kg）×（0.4~0.5）U，基础量 = 全天胰岛素总量 ×（40%~60%，平均50%），餐前大剂量总量一般为初始全天胰岛素总量的 50%，按照三餐 1/3、1/3、1/3 或 1/5、2/5、2/5 分配使用。③手术当日停用餐前速效或短效胰岛素，开始进餐后恢复使用，保留睡前中效胰岛素或长效胰岛素；术后进餐后恢复术前胰岛素强化治疗方案。

（2）胰岛素泵持续皮下注射　①适用于高危患者（血糖控制差、并发症多、低血糖风险大），使用胰岛素泵者手术当日暂停餐前大剂量，术中暂停基础量。②使用胰岛素类型：速效人胰岛素类似物或短效人胰岛素。③胰岛素剂量设定：未接受过胰岛素治疗的患者，一日总量 = 体重（kg）×（0.5~1.0）U，已接受胰岛素治疗患者，一日总量 = 用泵前全天胰岛素总量（U）×（70%~100%），基础量 = 用泵前全天胰岛素用量 ×（40%~60%，平均50%），餐前大剂量总量为用泵前全天胰岛素用量的50%，按照三餐1/3、1/3、1/3分配使用。

3. 对于血糖不达标者，若胰岛素强化治疗后血糖仍不能达标，可联合使用 α - 糖苷酶抑制剂和二甲双胍，肾功能正常的糖尿病患者造影前及全身麻醉前不必停用二甲双胍，但使用造影剂后停用二甲双胍48~72 h，复查肾功能正常后可继续用药。肾功能异常的患者，使用造影剂及全身麻醉术前48 h停用二甲双胍，术后继续停药48~72 h，复查肾功能正常后可继续用药。

五、术中血糖管理

1. 小型手术　术程较短，不影响患者正常进食和术前降血糖方案，一般无须特殊处理，术中尽量避免静脉滴注葡萄糖注射液，必要时可按每2~4 g葡萄糖加入1 U胰岛素，按此比例给予胰岛素进行中和。

2. 大、中型手术　由于外科疾病、感染、疼痛可使患者基础代谢率增高，术前常规禁食导致葡萄糖摄入不足、消耗增加，所以术中应常规补充葡萄糖，以5 ～ 10 g/h 的速度输注以防止脂肪分解，同时按比例静脉给予短效胰岛素，将血糖控制在7~10 mmol/L。目前多采用双通道方法，即一通道给予0.9% 氯化钠注射液加短效胰岛素持续静脉滴注（或泵入），或胰岛素泵皮下胰岛素基础量持续输注，另一通道给予静脉葡萄糖营养支持；也可给予5%葡萄糖注射液 + 短效胰岛素 + 氯化钾。术中葡萄糖需要量，成年人为2~4 mg/（kg·min），儿童为5 mg/（kg·min）；葡萄糖与胰岛素比例仍为（2~4）：1。开始应 1 h 监测一次血糖，根据血糖结果调整胰岛素的输注速度，血糖稳定后可改为 2 h 监测一次。

3. 急诊手术

（1）评估血糖水平，有无酮症，有无酸碱、水、电解质平衡紊乱。

（2）如手术有利于减轻或缓解危急病情，无须在术前严格设定血糖控制目标，应尽快做术前准备，同时给予胰岛素降低血糖，推荐给予胰岛素静脉滴注治疗。如患者随机血糖 ≥ 13.9 mmol/L，可予 0.9% 氯化钠注射液 + 小剂量胰岛素 [0.1~0.15 U/（kg·h）] 持续静脉滴注，每小时监测一次血糖，保持血糖以每小时 4~6 mmol/L 的速度平稳下降至理想范围。如患者合并有 DKA 或 HHS 等糖尿病急性并发症，则应首先纠正代谢紊乱，至血糖 < 13.9 mmol/L、血酮体消失、血浆渗透压和血 pH 值恢复正常后方可手术。术前血糖尽量控制在 13.9 mmol/L 以下，术中、术后血糖控制标准同择期手术。

4. 低血糖

（1）应将糖尿病患者的手术尽量安排在上午第 1 台，以减少空腹时间。如空腹时间较长，一般采用葡萄糖 + 胰岛素 + 氯化钾输注以补充必要的能量和稳定血糖。手术时间较长（＞ 4 h）的患者和 ICU 的患者推荐每 1~2 h 监测血糖一次，目标血糖范围是 6~10 mmol/L。

（2）静脉滴注胰岛素的患者血糖 ≤ 5.6 mmol/L 时应重新评估，调整药物方案。

（3）血糖 ≤ 3.9 mmol/L 时，立即停用胰岛素，开始升血糖处理。可进食的清醒患者立即口服 10~25 g 可快速吸收的碳水化合物（如含糖饮料）；不能进食的患者可静脉注射 50% 葡萄糖注射液 20~50 ml，之后持续静脉滴注 5% 或 10% 的葡萄糖注射液以维持血糖水平，每 5~15 min 监测一次直至血糖 ≥ 5.6 mmol/L。详细记录低血糖事件，筛查低血糖的可能原因。

六、出院指导

出院后的血糖控制方案应基于入院前和围手术期血糖控制情况及患

者的并发症情况。1 型糖尿病患者出院后需要继续皮下注射胰岛素控制血糖；2 型糖尿病患者入院前及围手术期血糖控制均良好，出院时则可延续入院前的治疗方案（口服降血糖药、基础胰岛素、每日 1~2 次预混胰岛素）或继续当前胰岛素强化治疗方案。建议至少出院前 1 天开始评估出院后拟用方案的有效性和安全性。所有患者建议出院 1 个月后至内分泌科门诊复查，根据血糖情况及骨折愈合情况酌情调整降血糖方案。

第六节　甲状腺功能减退症

一、定义

甲状腺功能减退症（简称甲减），是由于甲状腺激素合成及分泌减少，或其生理效应不足所致机体代谢降低的一种疾病。

二、病因、发病机制和病理生理

甲减源于甲状腺组织破坏或甲状腺激素合成障碍，其病因包括：甲状腺发育异常、感染、遗传易感性、环境因素、自身免疫等。甲减患者的甲状腺呈显著萎缩，腺泡大部分被纤维组织所替代，兼有淋巴细胞浸润，残余腺泡上皮细胞矮小，泡内胶质含量极少。甲状腺外组织包括皮肤角化，真皮黏液性水肿，细胞间液聚集多量透明质酸、黏多糖、硫酸软骨素和水分，引起非凹陷性水肿。

三、临床表现

畏寒、眼睑和颊部虚肿、表情淡漠、记忆力减退、智力低下、嗜睡、反应迟钝、心动过缓、心输出量减少、低血压、水肿等。

四、检查

1. 血清促甲状腺激素（TSH）、三碘甲腺原氨酸（T_3）和四碘甲腺原氨酸（T_4）　TSH 升高，T_3、T_4 降低。

2. 血清蛋白结合碘　低于正常，在 3~4 μg/dL。

3. 甲腺摄碘率　明显低于正常，常为低平曲线。

五、诊断标准

1. 临床表现。

2. 血清总甲状腺素（TT_4）、总三碘甲腺原氨酸（TT_3）、游离甲状腺素（FT_4）、游离三碘甲腺原氨酸（FT_3）低于正常值。

3. 界定甲减的严重程度

（1）轻度甲减　包括亚临床性甲减: TSH升高，血清FT_4浓度正常。

（2）中度甲减　包括显性甲减，但无重度甲减特征的其他所有患者，TSH升高，FT_4水平低。

（3）重度甲减　包括黏液性水肿昏迷患者，如神志改变、心包积液、心衰，T_4、FT_4水平极低，如T_4低于 1.0 μg/dL 或FT_4低于 0.5 μg/dL。

六、西医治疗

左甲状腺素替代治疗：终身服药，治疗的剂量取决于患者的病情、年龄、体重和个体差异。成年患者左甲状腺素的替代治疗剂量是 50~200 μg/d，平均为 125 μg/d，按照体重计算的剂量是 1.6~1.8 μg/（kg·d），儿童需要较高的剂量，大约为每天 2.0 μg/kg，老年患者需要较低的剂量，大约为每天 1.0 μg/kg，妊娠时期的替代治疗剂量需要增加 30%~50%。

七、中医治疗

1. 肾阳虚证　畏寒怕冷,腰膝酸冷,面色苍白,神疲乏力,少气懒言,小便清长或遗尿,水肿以腰下为甚,阳痿滑精,女子带下清稀,宫寒不孕,舌淡苔白，尺脉沉细或沉迟。

治法：温肾助阳。

方药: 右归丸加减。常用药: 山药、熟地黄、山茱萸、枸杞、川牛膝、肉桂、杜仲、制附子、炙甘草。胸闷,加郁金、香附、薤白; 脾胃失运,加砂仁、苍术、茯苓; 便溏, 加山药、防风、干姜等。

2. 脾肾阳虚证　畏寒怕冷, 面色㿠白, 食少消瘦, 五更泄泻, 神疲乏力, 嗜睡, 腰膝酸冷, 小便频数, 或小便不利, 水肿, 下肢尤甚,面浮肢肿甚或水臌胀满，阳痿遗精。女子宫寒不孕，带下清稀，舌质淡胖，边有齿痕，舌苔白滑，脉沉迟无力。

治法：温补脾肾。

方药：附子理中丸加减。常用药：制附子、干姜、党参、白术。水肿甚，加泽泻、茯苓、猪苓；泄泻，加补骨脂、吴茱萸、肉豆蔻、五味子；宫寒，加艾叶、益母草等。

3. 心肾阳虚证　畏寒怕冷，形寒肢冷，神疲乏力，心悸怔忡，尿少身肿，下肢尤甚，身倦怠，爪甲青紫，舌淡暗或青紫，苔白滑，脉沉微。

治法：温补肾阳，振奋心阳。

方药：桂枝甘草汤合右归丸加减。常用药：桂枝、炙甘草、山药、熟地黄、山茱萸、枸杞子、川牛膝、肉桂、杜仲、制附子；胸闷，加薤白、桂枝、甘草；舌苔紫暗，加丹参、当归等。

4. 阳虚水泛证　在脾肾阳虚证的基础上兼见双下肢凹陷性水肿。

治法：温肾健脾，通阳利水。

方药：真武汤加减。常用药：制附子、茯苓、白术、白芍、干姜；完谷不化，加苍术、党参、桂枝、山楂、麦芽；肿甚，加泽泻、猪苓、车前草等。

5. 阴阳两虚证　眩晕耳鸣，午后潮热，或见腰膝酸冷，小便清长，或有遗尿，男子遗精，女子不孕，舌淡红，苔薄白或薄黄，脉细弱。

治法：滋阴补肾，补火助阳。

方药：金匮肾气丸加减。常用药：桂枝、制附子、泽泻、茯苓、熟地黄、山茱萸、山药、牡丹皮。夜间发热，加银柴胡、地骨皮、青蒿、知母；正气不足、疲乏，加山药、黄芪、党参等。

八、骨折围手术期与甲减

1. 轻度甲减　不建议延迟手术。

2. 中度甲减

（1）择期手术　建议推迟择期手术，直至甲状腺功能状态恢复正常。

（2）限期手术　建议不推迟中度、显性患者的限期手术，同时注意可能会发生围手术期并发症。尽快给予甲状腺激素替代治疗，年轻患者每天的左甲状腺素初始剂量为接近全剂量 1.6 μg/kg，中老年患者或心肺疾病患者的初始剂量为 25~50 μg/d，每 2~6 周增加 1 次剂量。

3. 重度甲减

（1）择期手术　应推迟择期手术，直至甲状腺功能状态恢复正常。

（2）限期手术　若重度甲减患者必须接受急诊手术，则在诊断后及时进行治疗，优选三碘甲状腺素和四碘甲状腺素治疗。剂量：以负荷剂量 200~300 μg 静脉给药，此后 50 μg/d，同时静脉给药 5~20 μg，此后给药 2.5~10 μg/h，具体取决于患者的年龄和共存的心脏危险因素。

第七节　甲状腺功能亢进症

一、定义

甲状腺功能亢进症，简称甲亢，是指血循环中甲状腺激素过多，引起以神经、循环、消化等系统兴奋性增高和代谢亢进为主要表现的一组临床综合征。

二、病因、发病机制和病理变化

甲状腺功能亢进症的病因包括 Graves 病、多结节性甲状腺肿伴甲亢、毒性甲状腺腺瘤等。其发病机制为血循环中甲状腺激素过多。病理可见甲状腺病变：弥漫性病变或结节，血管丰富，皮肤光镜下可见黏蛋白样透明质酸沉积，伴多数带有颗粒的肥大细胞、吞噬细胞和成纤维细胞浸润。

三、临床表现

1. 临床高代谢的症状和体征　易激动、烦躁、心悸、失眠、多汗、消瘦、食欲亢进、大便次数增多，可伴周期性麻痹。

2. 甲状腺体征　甲状腺肿或甲状腺结节，部分无甲状腺体征。

四、检查

1. 血清 TSH、T_3 和 T_4　TSH 降低，T_3、T_4 升高。

2. 血清反 T_3（rT_3）的测定　rT_3 正常值为 0.5~1.0 nmol/L，甲亢时明显增高。

3. 甲状腺摄碘率　本病近距离法常 3 h 大于 25%，或 24 h 大于 24%。如峰值前移为 3 h，测定值不仅高于正常，也高于 24 h 值更符合本病。

4. 甲状腺刺激球蛋白（TSI），抗甲状腺球蛋白抗体（TgAb）、抗甲状腺过氧化物酶抗体（TPOAb）　TSI 在本病患者中阳性率为 80%~90%，TgAb、TPOAb 在本病中均可呈阳性，但其滴度不如桥本甲状腺炎高。

五、诊断标准

1. 临床高代谢的症状和体征　易激动、烦躁、心悸、失眠、多汗、消瘦、食欲亢进、大便次数增多，可伴周期性麻痹。

2. 甲状腺体征　甲状腺肿或甲状腺结节，部分无甲状腺体征。

3. 血清激素　TT_4、TT_3、FT_4、FT_3 高于正常值，TSH 降低。

4. 分型

（1）亚临床性甲亢　TSH 水平低而 FT_4 和 FT_3 水平正常。

（2）显性甲亢　TSH 受抑制而 FT_4 和（或）FT_3 水平升高。

六、西医治疗

1. 抗甲状腺药物　主要药物有甲巯咪唑、丙硫氧嘧啶，用量：甲巯咪唑为 30~45 mg/d，丙硫氧嘧啶为 300~450 mg/d，分 3 次口服。

2. ^{131}I 治疗。

3. 手术治疗。

4. 碘剂　复方碘溶液 5~10 滴，口服，3 次/天。

5. 锂制剂　碳酸锂 300~500 mg，口服，3 次/天。

6. β 受体阻滞剂　普萘洛尔 20~80 mg/d，口服，3 次/天或 4

次/天。

七、中医治疗

1. 气郁痰凝证　颈前瘿肿，咽梗如炙，胸闷太息，胁肋胀满，烦躁郁怒。舌淡红，舌苔薄腻，脉细弦。

治法：疏肝解郁，化痰散结。

方药：四海舒郁丸、海藻玉壶汤、蒿芩清胆汤。常用药：海藻、昆布、海草、海蛤壳、黄芩、青蒿、竹茹、半夏等。情致郁结，加郁金、香附、柴胡；结块，加莪术、三棱、丹参；声音嘶哑，加牛蒡子、射干、马勃。

2. 肝火亢盛证　烦躁不安，性急易怒，恶热自汗，面红口苦，口渴多饮，颈前瘿肿，心悸失眠，手指颤抖。舌红苔黄，脉洪数。

治法：清肝泻火，散结消瘿。

方药：龙胆泻肝汤、珍珠母汤加减。常用药：龙胆草、栀子、木通、泽泻、车前草、生地黄、当归。口渴盛，加天花粉、玉竹、麦冬；胸闷，加郁金、石菖蒲、厚朴、瓜蒌；结块加海藻、昆布、莪术、三棱。

3. 阴虚火旺证　形体消瘦，目干睛突，面部烘热，咽干口苦，烦躁易怒，心悸气短，恶热多汗，多食善饥，舌颤手抖，寐少梦多，小便短赤，大便干结，舌红绛，舌苔薄黄或苔少舌裂，脉弦细数。

治法：滋阴降火。

方药：当归六黄汤、左归丸、二至丸加减。常用药：当归、生地黄、熟地黄、黄连、黄柏、黄芪、山茱萸、枸杞子、女贞子、墨旱莲。舌红苔黄，加夏枯草、玄参、牡丹皮；肿块坚硬移动性减少，加蜂房、山慈菇、半枝莲；心悸失眠，加酸枣仁、首乌藤。

4. 气阴两虚证　神疲力乏，口干咽燥，气促汗多，五心烦热，肢软身重，头晕失眠，心悸善忘，纳谷少思，或兼急躁指颤，面红口苦，大便溏薄，下肢水肿，舌苔薄白，舌质偏红，脉沉细数，或见结代。

治法：益气养阴。

方药：生脉散合牡蛎散加减。常用药：麦冬、党参、五味子、牡蛎。汗多，加麻黄根、浮小麦；口渴甚，加沙参、天花粉；热甚，加黄芩、知母、荷叶；脾胃运化失调，加白术、茯苓、薏苡仁；精血不足，加黄芪、枸杞子、熟地黄、黄精等。

八、骨折合并甲亢围手术期处理

1. 亚临床性甲亢　通常可进行择期手术或限期手术。只要无手术禁忌证，术前中老年患者（＞50岁），或存在心血管疾病的较年轻患者可使用 β 受体阻滞剂（如阿替洛尔 25~50 mg/d），手术恢复后逐渐减停。

2. 显性甲亢　若未经治疗或控制不佳，手术可诱发甲状腺危象。

（1）择期手术　建议推迟择期手术，直至充分控制甲状腺疾病病情（FT_4 和 FT_3 正常），通常需要 3~8 周。

（2）限期手术　尽快开始治疗。① β 受体阻滞剂：无禁忌证者均使用，给予阿替洛尔 25~50 mg/d，按需增加剂量以使脉搏维持在 80 次/min 以下，最高剂量为 200 mg/d，持续使用至甲状腺疾病得到控制。若有禁忌证，则可使用 CCB 来控制心率。②硫脲类药物：甲巯咪唑 30~45 mg，丙硫氧嘧啶 300~450 mg，分 3 次口服。③碘剂：甲亢严重且急需手术者，给予硫脲类药物，1 h 后加用碘化钾溶液，一次 5~10 滴，3 次/天。

第六章

骨科相关重症

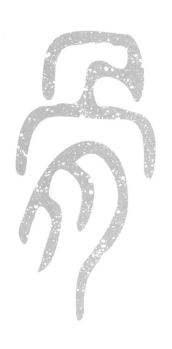

第一节　心肺复苏

一、概述

随着"心肺复苏术"培训的不断规范与普及，该项急救技能可能将逐渐全民化。危重患者抢救是每一位医护人员的必备素质，其中基础生命支持和高级生命支持更是"三基、三严"的重要考核内容。本着以患者为中心、生命至上的原则，对于拥有专业设备和药物的专业人员，基础生命支持和高级生命支持同时进行，院内心搏骤停抢救成功率并不低。我们根据医院的专科特点，以院内呼吸、心搏停止为背景介绍"心肺复苏"。

"判断、按压、气道、呼吸、药物、除颤"是第一时间抢救院内呼吸、心搏停止患者必须用到的手段，上述手段可能在这一阶段反复循环使用。

二、判断

1. 判断意识　轻拍，呼喊。

2. 判断呼吸　未见胸廓起伏或呈叹息样呼吸、喘息均视为无呼吸。

3. 判断循环　触摸颈动脉搏动点。

判断后根据情况处理。无意识，无呼吸，无心搏——心肺复苏；无意识，有呼吸，无心搏——心肺复苏（呼吸会停止）；无意识，无呼吸，有心搏——人工呼吸（心搏会停止）；无意识，有呼吸，有心搏——密切监测，等待救援（昏迷）；有意识，无呼吸，有心搏——气道异物可能。

三、按压

应实施高效的胸外心脏按压。

1. 正确的部位　胸骨下 1/3 处。

2. 规范的手法　双手掌根重叠，手指上翘，掌根置于按压部位，两臂伸直垂直于胸壁，身体前倾用上半身的重力向下进行按压。

3. 适宜的频率　100~120 次 /min。

4. 恰当的幅度　5 cm 以上（ ≥ 1/3 胸廓前后径）。

5. 注意胸壁回弹。

6. 尽量避免按压中断。

四、气道和呼吸

1. 打开口腔，检查并清理呼吸道分泌物、异物，有条件时采用吸引器。

2. 建议采用球囊面罩辅助呼吸，包括如下要点。

（1）球囊接氧气，氧流量为 8~10 L/min。

（2）采用 EC 手法畅通呼吸道，加压面罩。

（3）挤压频率为 30：2，高级气道置入后 6 s 按压一次，避免过度通气。

（4）胸廓起伏为通气有效的最佳评判标准。

五、除颤

1. 患者为可除颤心率（心室颤动或心室扑动）。

2. 平卧位暴露患者胸部（清洁除颤区皮肤）。

3. 开电源，调节能量，双相波用 120~200 J，儿童 2~4 J/kg，选择非同步方式。

4. 导电糊均匀涂抹分布于两块电极板上。

5. 电极板分别放置于胸骨右缘第 2 肋间、心尖部。

6. 充电。

7. 口述"旁人离开"，环顾四周，操作者后退一小步。

8. 放电。

六、药物

护士建立静脉通道后汇报静脉通道建立成功，医生可给予口头医嘱：肾上腺素 1 mg 静脉注射。护士复述：肾上腺素 1 mg 静脉注射，肾上腺素 1 mg 静脉注射完毕。可 3~5 min 重复一次直至自主循环恢复。

第二节 危重患者院内转运

危重患者院内转运涉及病情、设备、转运人员等多个环节，转运风险普遍存在，可直接或间接造成不良事件发生，甚至危及生命。院内转运会增加重症患者并发症且存在增加 9.6% 死亡率的风险。

一、定义

1. 院内转运 在同一医疗单位不同医疗区域之间的转运称为院内转运，以达到或完成更好的诊疗措施、改善预后为目的。

2. 分级转运 根据患者的病情特征及临床实践等情况，从患者的生命体征、意识状态、呼吸支持、循环支持、主要临床问题及转运时间六方面进行评估，确定转运的分级及所需配备的人员和装备，以实现资源优化、安全转运。

二、转运目的

行 CT、MRI 等检查，急诊手术，放射介入治疗，急诊内镜，运送至专科及上级医院进行进一步治疗。

三、转运前评估及准备

依据患者生命体征、呼吸循环支持等内容进行综合分级（Ⅰ级、Ⅱ级、Ⅲ级），并依据分级标准配备相应转运人员及装备。

四、转运流程

1. 评估分级 分级标准如上述。

2. 沟通 包括与家属沟通、转运团队内部沟通、与接收部门沟通三方面。

3. 准备 ①转运人员：确定人员，明确分工。②转运装备：按标准配备设备和药品，仪器调试及试运行。③患者：再次评估，检查管路，最大限度保证平稳转运。④接收方：告知情况，使其做好接收准备。

4. 正常转运　各司其职、持续监测生命体征、管路有效、仪器正常、时间最短。

5. 应对管理　即对突发事件的应对与控制。如果转运中病情加重，Ⅰ级患者就地抢救；Ⅱ级患者进行初步处理后如病情平稳可继续转运，否则须尽快返回病室抢救；Ⅲ级患者须尽快返回病室处理。

第三节　呼吸衰竭

一、定义

呼吸衰竭指外呼吸功能严重障碍，导致 PaO_2 降低或伴有 $PaCO_2$ 增高的病理过程。

二、诊断标准

诊断呼吸衰竭的血气标准：PaO_2 低于 60 mmHg，伴有或不伴有 $PaCO_2$ 高于 50 mmHg。根据 $PaCO_2$ 是否升高，可将呼吸衰竭分为低氧血症型（Ⅰ型）呼吸衰竭和伴有低氧血症的高碳酸血症型（Ⅱ型）呼吸衰竭。根据发病机制不同，分为通气性呼吸衰竭和换气性呼吸衰竭。根据发病部位不同，分为中枢性呼吸衰竭和外周性呼吸衰竭。根据发病缓急，分为急性呼吸衰竭和慢性呼吸衰竭。

三、病因和发病机制

呼吸衰竭是肺通气和（或）肺换气功能严重障碍的结果。

1. 肺通气障碍　包括限制性和阻塞性通气不足。限制性通气不足指吸气时肺泡的扩张受限引起的肺泡通气不足；阻塞性通气不足指气道狭窄或阻塞所致的通气障碍。

2. 肺换气功能障碍　包括弥散障碍、肺泡通气与血流比例失调以及解剖分流增加。

（1）弥散障碍　肺泡膜面积减少或肺泡膜异常增厚和弥散时间缩短引起的气体交换障碍。

（2）肺泡通气与血流比例失调　这是肺部疾患引起呼吸衰竭最常

见和最重要的机制，包括部分肺泡通气不足和部分肺泡血流不足。

（3）解剖分流增加　解剖分流在正常情况下存在，解剖分流的血液未经过气体交换，故称为真性分流。有支气管扩张症时，伴有支气管血管扩张和动 – 静脉短路开放，使解剖分流增加，静脉血掺杂异常增多。肺实变和肺不张时，类似解剖分流，实际为功能性分流。

四、呼吸衰竭主要的功能代谢变化

1. 酸碱平衡及电解质紊乱　Ⅰ型和Ⅱ型呼吸衰竭时均有低氧血症，因此均可引起代谢性酸中毒，Ⅱ型呼吸衰竭时还存在高碳酸血症，因此可合并呼吸性酸中毒，急性呼吸窘迫综合征由于代偿性呼吸加深、加快，可出现代谢性酸中毒和呼吸性碱中毒。代谢性酸中毒常导致高钾血症、高氯血症；呼吸性酸中毒常导致高钾血症和低氯血症。造成低氯血症的主要原因：红细胞内的 HCO_3^- 与细胞外的 Cl^- 交换；酸中毒肾小管上皮细胞产生 NH_3 增多，$NaHCO_3$ 重吸收增多，使尿中 NH_4Cl 和 $NaCl$ 排出增加。当呼吸性酸中毒合并代谢性酸中毒时，血氯可正常。呼吸性碱中毒时可导致低钾血症、高氯血症。

2. 呼吸系统变化　PaO_2 降低引起呼吸运动增强：小于 60 mmHg 时明显，30 mmHg 时肺通气最大。但是缺氧对呼吸中枢有直接抑制作用，当 PaO_2 小于 30 mmHg 时，抑制作用大于反射性兴奋作用，从而使呼吸抑制。$PaCO_2$ 升高作用于中枢化学感受器，引起呼吸加深加快，但 $PaCO_2$ 超过 80 mmHg 时，则抑制呼吸中枢，此时呼吸运动主要靠低氧分压对血管化学感受器的刺激得以维持，因而，此种情况下进行氧疗时只能吸入 30% 的氧，以免缺氧完全被纠正后反而抑制呼吸，加重高碳酸血症。

3. 循环系统变化　缺氧和 CO_2 潴留直接抑制心脏活动，并使血管扩张（除肺血管外）。呼吸衰竭累及心脏可导致慢性肺动脉高压、肺源性心脏病。严重急性呼吸窘迫综合征可导致急性肺动脉压增高，急性右心扩张、功能障碍，表现为急性肺源性心脏病。

4. 中枢神经系统变化　中枢神经系统对缺氧最敏感，当 PaO_2 降至 60 mmHg 时，可出现智力和视力轻度减退；降为 40 ~ 50 mmHg

时，可出现一系列神经精神症状。CO_2 潴留使 $PaCO_2$ 超过 80 mmHg 时（此阈值在不同患者中可能存在较大差异），可造成头昏、头痛、记忆力减退、精神不振，甚至不同程度的意识障碍，呈嗜睡、昏睡、昏迷，即肺性脑病。

5. 肾功能变化　肾结构往往无明显改变，由于缺氧与高碳酸血症反射性收缩交感神经使肾血管收缩，肾血流量严重减少可出现功能性肾衰竭。

6. 胃肠变化　由于缺氧造成胃壁血管收缩，CO_2 潴留增强胃壁细胞碳酸酐酶活性等因素，胃肠黏膜可出现糜烂、坏死、出血与溃疡形成。

五、呼吸衰竭的防治

治疗原则是治疗病因，去除诱因，保持呼吸道通畅，纠正缺氧，解除 CO_2 潴留，纠正缺氧和 CO_2 潴留所引起的各种症状。

1. 避免与去除呼吸衰竭诱因。

2. 氧疗　尽快将 PaO_2 提高到 50 mmHg，Ⅰ型呼吸衰竭患者可给予吸入高浓度氧（一般不超过 50%），Ⅱ型呼吸衰竭患者吸氧浓度不宜超过 30%，并控制流速，使 PaO_2 上升为 50～60 mmHg 即可。氧疗的方法可选择普通鼻导管、普通（储氧）面罩、经鼻高流量吸氧等方式。

3. 畅通气道，增加通气量　在有效抗生素治疗基础上采用支气管扩张药和雾化吸入治疗，必要时可采用气管插管或气管切开以及机械通气治疗。

（1）支气管扩张药　吸入沙丁胺醇，采用异丙托溴铵、特布他林雾化剂、布地奈德等雾化吸入，不建议采用静脉制剂行雾化治疗；茶碱类药物口服或静脉给药。

（2）机械通气　包括无创通气和有创通气。无创通气用于Ⅱ型呼吸衰竭的效果较为肯定，可作为 COPD、心源性肺水肿患者首选措施，也是治疗 SAHS 的重要手段；用于Ⅰ型呼吸衰竭的效果存在争议，在轻度急性呼吸窘迫综合征患者中可尝试使用无创通气。有创通气是纠正低氧血症和 CO_2 潴留的有效措施，但仅用于纠正严重的呼吸衰竭，同时加强原发病治疗，呼吸机通气模式、参数设置应根据患者基础疾病种类、病情以及个体情况而定。

（3）根据患者情况采用震动排痰、体位引流、按需吸痰、纤维支气管镜辅助痰液排出；同时指导患者行有效咳嗽、呼吸功能锻炼，在呼吸功能锻炼器辅助下行深吸气训练等综合性肺康复措施。

4. 呼吸兴奋剂　缺氧伴 CO_2 潴留患者出现精神症状及肺性脑病时，如无机械通气条件，可使用呼吸兴奋剂，使用过程中注意保持呼吸道通畅，同时警惕过度使用导致的外周呼吸肌疲劳。

5. 改善内环境及重要器官的功能　纠正酸碱平衡及电解质紊乱，进行适宜的营养支持以及其他重要器官功能维护。

六、骨科疾病及并发症与呼吸衰竭

1. 老年髋部骨折　该类患者发生呼吸衰竭的比例较高，常与以下因素相关：髋部骨折后被动卧床诱发或加重呼吸衰竭，体位异常、咳痰无力是老年髋部骨折患者通气功能异常以及机械通气脱机困难的重要原因；老年患者多存在 COPD、间质性肺病、肺部肿瘤等肺部基础疾患，同时多合并虚弱、营养不良、心脑血管疾病等多系统慢性疾病；骨折手术创伤、营养不良等导致免疫受损，诱发感染；卧床、虚弱、吞咽异常导致吸入性肺炎，甚至部分老年患者在进食过程中出现误吸导致窒息等严重并发症。对于髋部骨折诱发或加重的呼吸衰竭除按照呼吸衰竭的一般治疗原则外，最重要的措施是在可能的条件下尽早复位、尽早手术，以解除疼痛，恢复患者坐、立、行的生理功能。

2. 颈段脊髓损伤　颈段脊髓损伤出现呼吸衰竭的比例极高，也是患者早期死亡的重要原因。该类患者应严密监测呼吸频率、SpO_2、动脉血气、胸部影像学等，并定期复查至呼吸功能稳定。人工气道的建立和选择可参照如下标准：颈段脊髓损伤患者 PaO_2 低于 50 mmHg 或 $PaCO_2$ 高于 50 mmHg，排除呼吸道梗阻，确诊为呼吸肌无力引起者，需行气管插管进行机械通气，机械通气 10 天以上的患者建议行气管切开。第三颈椎以上的美国脊髓损伤协会（ASIA）损伤分级为 A~B 级的脊髓损伤患者应行气管切开；第四颈椎至第六颈椎的 ASIA 损伤分级为 A~B 级的脊髓损伤患者存在胸部合并伤、肺部疾病、需行复杂颈部手术、机械通气时间在 10 天以上者应早期行气管切开；第五颈椎以上完全性脊髓损伤患者可给予气管插管。在上述标准指导下尚应个体化评估呼吸功能，对于残存能够维持或部分维持通气功能和有自主排痰能力的患者，可在严密监护条件下通过有效的呼吸支持和肺康复手段缩短或避免人工气道支持，包括：经鼻高流量吸氧，无创辅助通气，辅助咳嗽和排痰训练（叩击、震动、抽吸、体位排痰），胸廓被动活动及呼吸练习，雾化吸入湿化气道、稀释痰液等。当然，早期恢复脊柱稳定性通常是有效实施诸多呼吸支持和肺康复手段的前提。

3. 肋骨骨折　尤其是多发肋骨骨折常合并肺挫伤，胸腔积血、积液，肺不张、实变，严重者出现呼吸衰竭或后期继发胸腔、肺部感染。对于不需要手术治疗的肋骨骨折，有效的外固定、充分镇痛是避免患者因疼痛导致吸气和咳痰功能异常的重要手段。肺康复的实施可有效改善肋骨骨折合并肺挫伤患者肺功能并降低并发症发生率。根据患者病情实施纤维支气管镜下吸痰和肺灌洗、正压通气，以及鼓励患者咳嗽和使用呼吸功能锻炼器以扩张肺容积等。

对于需要行手术治疗的肋骨骨折，临床医生应权衡肺挫伤的潜在风险与手术获益，手术时机的选择应在对全身损伤状况和肺挫伤严重程度进行全面评估后决定，为避开肺挫伤造成的急性水肿期以及手术、麻醉加重炎症反应，建议手术时机为受伤后 2～7 天，不超过 2 周。对不伴有严重肺挫伤的连枷胸伤者，外科手术可缩短 ICU 停留时间和呼吸机使用时间，降低并发症和死亡发生率，同时可减轻疼痛，减少胸廓畸形的发生，建议对肋骨骨折进行复位内固定手术。对伤后全身状况稳定，但骨折断端移位明显，可能损伤神经、血管等器官组织者；粉碎性骨折，保守治疗后畸形严重、影响呼吸功能者；须开胸探查止血或进行其他手术者；机械通气治疗效果差或脱机困难者；65 岁以上高龄合并 3 根以上肋骨骨折者；以及对于疼痛敏感，不能忍受长时间限制活动的伤者，应重视复位内固定手术对以上非连枷胸肋骨骨折的治疗作用。

4. 肺栓塞　肺动脉血栓栓塞导致的呼吸衰竭在四肢骨折患者中并不少见，大面积肺栓塞常导致严重呼吸循环功能紊乱。部分肺栓塞仅表现为低氧血症，早期并无 CO_2 潴留。肺血管增强 CT 是诊断肺栓塞的"金标准"，但并非所有肺动脉血栓栓塞患者均能获得明确的肺血管影像学诊断。以下临床特点可协助判断：存在四肢骨折的患者出现无明显诱因的胸闷、心悸、不同程度呼吸困难和低氧血症等表现，发现上肢或下肢静脉血栓，床旁超声发现存在右心功能不全的表现，D- 二聚体增高，胸部影像学存在非典型表现等。存在呼吸衰竭的肺栓塞应按照呼吸衰竭的一般原则处理，大面积肺栓塞需要溶栓治疗或介入治疗，仅表现为呼吸功能紊乱的患者通常只需要抗凝治疗。

5. 麻醉药物残余作用　在老年、肥胖尤其是合并 SAHS 的患者中较常见。麻醉恢复期严密监测，早期发现，保持呼吸道通畅以及采用适宜的氧疗和呼吸支持手段是避免该类患者发生不良临床预后的主要措施。

第四节　休　克

【休克概述】

一、定义

休克是全身组织器官低灌注导致机体氧输送不足和（或）组织氧利用障碍、危及生命的急性循环衰竭。休克发生的基础是有效血容量锐减，特征是全身组织器官微循环低灌注，本质是组织器官细胞缺氧及氧利用障碍。

二、分类

休克的分类有很多种，比较常用的见表 6-1。其他分类还包括感染性休克、过敏性休克等。

表 6-1 休克分类

休克分类	前负荷	心输出量	外周阻力
低血容量性休克	降低	降低	代偿性增高
分布性休克	正常或降低	正常或增加	显著降低
心源性休克	增高	降低	代偿性增高
梗阻性休克	不确定	降低	代偿性增高

三、早期识别

1. 临床表现 皮肤、尿量、意识状态是观察休克的 3 个窗口。休克者表现为血压正常或降低、心率快、肢端湿冷，严重者可见皮肤花斑、尿少、表情淡漠或烦躁。

2. 实验室检查 不同种类休克各有侧重，一般包括血常规、凝血功能、D- 二聚体、血气分析，根据病史选择性地进行生化、心肌标志物、降钙素原、血培养或体液培养、心电图、心脏超声、胸部 CT、血管造影等检查。动脉血乳酸是反映组织缺氧的高度敏感指标之一，血乳酸初始水平、高乳酸持续时间与预后密切相关。

3. 血流动力学监测 包括有创动脉血压（IBP）、CVP、心输出量、被动抬腿试验等。

4. 超声监测 监测下腔静脉内径及变异度，左室舒张末期面积大小，右室功能，左室收缩、舒张功能等。

四、早期复苏及保护器官功能

1. 气道管理 选择合适的氧疗，出现呼吸功能不全时及时建立人工气道或给予机械通气。

2. 液体复苏 胶体液或晶体液均可用于液体复苏治疗，必要时补充红细胞。复苏时应注重早期、快速和适量，一旦循环功能稳定，应保持容量负荷的最低状态，尽可能减少液体治疗的副作用。

3. 维持灌注压 积极液体复苏前提下，血压水平不足以维持组织灌注时选择升压药物；若仍存在组织灌注不良表现如少尿等，监测心功能，给予正性肌力药物提高心输出量。

4. 复苏终点　血压、CVP、心输出量、血乳酸及乳酸清除率可作为阶段性复苏目标。

5. 保护器官功能　保持循环稳定的同时，通过监测 CVP、心率、肺部啰音、氧合、组织水肿情况，监测各器官功能状态，采取措施如脱水利尿以减轻组织器官水肿、纠正内环境紊乱、维持酸碱平衡、改善凝血功能等。

【低血容量性休克】

一、诊断

1. 病史　有容量丢失、补充不足病史，如胸腹腔出血、大血管破裂、严重呕吐、多发伤、多发骨折等，本部分主要阐述创伤导致的失血性休克。

2. 症状与体征　精神状态改变，面色、睑结膜苍白，皮肤湿冷或见花斑，收缩压下降（＜ 90 mmHg 或较基础血压下降＞ 40 mmHg）或脉压＜ 20 mmHg，心率＞ 100 次 /min，尿量＜ 0.5 ml/（kg·h）。

3. 失血量与临床症状关系　见表 6-2。

表 6-2　失血量与临床症状关系

失血量	休克程度	临床表现
占血容量 10%~20% （500~1 000 ml）	轻度	血压可正常，脉压缩小，心率快，出汗、四肢发凉、面色苍白
占血容量 20%~40% （1 000~2 000 ml）	中度	收缩压 60~75 mmHg，脉压显著缩小，脉搏细数，四肢冷，烦躁或淡漠，少尿
占血容量＞ 40% （＞ 2 000 ml）	重度	收缩压＜ 60 mmHg，肢端冰冷、发绀，皮肤有花斑，无尿

4. 休克监测

（1）血流动力学监测　常用的血流动力学监测指标包括无创（包括常规生命体征监测、心脏超声监测等）、微创（脉搏指数连续心输出量监测）及有创（肺动脉漂浮导管），任何一种血流动力学监测方法均应动态地且应联合多种指标进行评估。

（2）实验室监测　血常规可以提供血红蛋白浓度、红细胞计数、血小板计数、红细胞比容等重要指标，从而帮助判断失血程度及凝血功能。血乳酸是反映低灌注和缺氧代谢的重要指标，与疾病严重程度和预后密切相关，应间隔 2 ~ 4 h 动态监测，判定液体复苏疗效及组织缺氧改善情况。凝血功能、生化及炎症相关指标能够为更加及时和全面地评估病情提供参考依据。

（3）影像学检查　对怀疑存在出血者应尽早进行影像学检查，并多学科会诊，可疑出血或血流动力学不稳定应尽量限制以诊断为目的的检查。FAST 超声可用于快速筛查胸、腹腔出血，可由临床医生于急诊室或床旁实施，进行动态评估。全身 CT 扫描应在充分评估、严密监测下进行，建议接受呼吸、循环等重要系统器官功能支持技术的临床医护人员陪同检查。

（4）动态评估　创伤失血性休克常具有隐匿、变化快、进展快的特点，这就需要连续、动态地评估并及时干预。

二、西医治疗

1. 病因治疗　创伤失血性休克应尽快控制致命性大出血，25% 的出血相关死亡可以通过积极有效的止血来挽救。在现场和转运途中，应使用止血材料如止血带、绷带或敷料，通过加压包扎等方式，积极控制四肢、交界部位和躯干体表出血，积极采取措施控制或减少内出血。骨盆骨折不宜过多搬动，忌行骨盆挤压分离试验，并尽早固定骨盆，迅速评估是否合并全身其他部位损伤，如胸腹腔、心包腔大量积液，腹腔脏器损伤等，必要时行血管造影检查。存在出血或有出血风险的患者，创伤后 3 h 内尽早使用氨甲环酸，首剂 1 g，静脉滴注时间在 10 min 以上，追加 1 g，8h 持续静脉滴注。

2. 气道与呼吸管理　休克者均需吸氧，当高浓度、高流量吸氧仍不能维持氧合（$SpO_2 < 90\%$）时，应及时给予呼吸机支持。呼吸不畅或不能有效通气者，可紧急实施球囊-面罩辅助通气，并由有经验的医生紧急建立人工气道。

3. 循环通路建立与液体复苏　首选外周静脉，必要时建立中心静脉通路，上述通路不能建立可选择骨髓腔通路。晶体液与胶体液均可应用，一般先晶体液后胶体液，按晶体液：胶体液为 2：1 的比例。严重创伤失血的患者应及早启动大出血抢救方案，血浆和红细胞按 1：1 输注。出血未控制者复苏目标血压为收缩压在 80 ~ 90 mmHg 或平均动脉压在 50 ~ 60 mmHg，但低压复苏时间不宜超过 120 min，低压复苏时间过长，可利用短时间低温辅助措施以降低机体代谢率；颅脑损伤和老年患者收缩压控制在 100 ~ 110 mmHg；肺挫伤者适当控制输液速度和液体总量。

4. 血管活性药　在充分液体复苏后存在低血压或治疗早期补液不足而存在严重低血压时，可短期应用，可选用去甲肾上腺素 [0.01~1.5 μg/（kg·min）] 或多巴胺 [2~20 μg/（kg·min）]。

5. 低体温处理　低体温者注意保温、复温，包括去除湿冷衣服、提高环境温度、覆盖身体防止体温散发、输注温热液体等。

6. 酸中毒处理　不主张常规使用碳酸氢钠，在保证有效通气、积极病因处理及容量复苏前提下，碳酸氢钠用于血 pH 值＜ 7.20 者，推荐使用 5% 碳酸氢钠，轻度酸中毒时 24 h 用量为 300 ~ 400 ml，重度酸中毒时 24 h 用量为 600 ml。

7. 凝血功能障碍　见本章第五节创伤性凝血病相关内容。

三、骨科疾病与低血容量性休克

开放性四肢损伤存在危及生命的大出血，在外科手术前推荐使用止血带（标明使用时间）；怀疑骨盆存在活动性出血时，应使用骨盆外固定带；对合并重度失血性休克、有持续出血和凝血病征象的严重创伤患者，推荐实施损伤控制性手术；盆腔活动性出血、实质脏器（脾、肝或肾）动脉出血，可考虑介入治疗。

【多发伤的早期救治】

一、定义

多发伤是指机体在单一机械致伤因素作用下，同时或相继发生两处或两处以上解剖部位或器官的较严重创伤，且至少一处创伤单独存在也可能危及生命。

二、临床表现

因受伤时间、部位、严重程度等不同呈现多样化表现。

三、紧急处置

多发伤早期常因重要器官受损，出现危及生命的病理生理紊乱，早期处置以重要器官功能支持为主要手段。

1. 一般处理　简单了解现场情况、患者受伤特征，并初步告知家属病情，将患者送入急诊抢救室，给予吸氧、心电监护，建立静脉通道，观察并记录神志、瞳孔、呼吸、心率、血压、疼痛情况。

2. 采用 CRASHPLAN 字母顺序迅速行伤情评估　C 为心脏及循环系统，R 为胸部及呼吸，A 为腹部，S 为脊柱，H 为头部，P 为骨盆，L 为肢体，A 为动脉，N 为神经。

3. 基于初步评估的一般后续处理　再次与家属沟通（书面），进行包括 CT、超声、心电图、血气分析、血常规、血型、凝血功能、肝肾功能、电解质等在内的辅助检查，必要时备血。联系相关科室会诊。

4. 基于 ABC 原则在急诊室的处理

（1）A—B　气道与呼吸

a. 畅通气道：适宜的体位，必要时以手法辅助（如托举下颌），清除或吸引口腔、气道异物和分泌物，使用口或鼻咽通气管，必要时采用球囊面罩辅助或气管插管辅助呼吸。

b. 特殊情况：无意识患者通常需要开放气道；怀疑颈椎受损、严重面部受损以及其他可疑困难气道者应紧急邀请有经验的医生建立人工气道。

c. 呼吸状态：呼吸增快、变慢、暂停、窘迫等通常是病情危重的表现，一般需要行机械通气。

d. 紧急处理：严重血气胸需紧急处理。

e. 处置目标：维持氧合。

f. 反复评估：应反复评估，结合血气分析结果评判。

g. 安全转运：有效地监测气道和呼吸管理是危重患者在检查、转运过程中的安全保障。

（2）C　循环

a. 厘清思路：大循环怎么样？微循环怎么样？是否存在休克或即将发展为休克？休克的大致分型是什么？定位在哪里？

b. 重点观察：生命体征（血压、心率）；3 个窗口（皮肤、尿量、意识）；检验指标（严重酸中毒、血乳酸增高）。

c. 判断分型：最常见为失血性休克，此外因大量血气胸、心脏压塞、脊髓损伤等导致的休克需要警惕。

d. 初步定位：胸腔、腹腔、骨盆（通过体检、CT、FAST 超声等手段）。

e. 两大措施：容量复苏和减少局部出血（压迫、阻断、固定等）。

f. 静脉通道：两个或两个以上通道，必要时建立中心静脉导管（CVC）、骨髓通道。

g. 血管活性药物：严重循环紊乱者，在液体复苏基础上采用血管活性药物维持循环。

h. 安全转运：尽可能稳定循环是转运的前提和保障，同时高度重视转运导致的出血加重。

四、初步考虑

通过前期处置应对病情有如下初步认识：患者致伤机制是什么？目前发现或怀疑哪里损伤？患者呼吸、氧合状态怎样？患者循环状态怎样？目前已给予了什么检查和处置，反应怎样？下一步应该行什么处置？如果转运，是否安全？路线（电梯）及接收科室是否确定？家属情绪怎样？是否还需要沟通？

五、初步诊断

完整的多发伤诊断应包括 3 个方面：①损伤诊断，具有唯一性，遵循"损伤部位 + 损伤性质"的原则，如左胫骨中段开放性粉碎性骨折。②损伤并发症诊断，如休克、腹腔间室综合征等。③合并症诊断，如糖尿病等。损伤诊断在排列形式上可遵循以下 3 个原则：①由上而下，指不按轻重，而统一按头颈、面、胸、腹、四肢、体表的顺序罗列诊断。②从内向外，指具体某一部位损伤时，按内脏、骨骼、皮肤的顺序罗列诊断，如钝性胸部伤的排列顺序为双侧肺挫伤、右侧血气胸、右侧肋骨骨折、右胸部皮下气肿。③先重后轻，同一部位同一层次时，先重伤，后轻伤，损伤严重度应统一按《简明损伤定级标准》2005（AIS2005）确定并注明。

六、转运流程

经初步处置后患者应安全转运至相应科室（参见本章第二节"危重患者院内转运"相关内容）。

【感染性休克】

一、诊断

1. 明确的感染。

2. 器官功能障碍　序贯器官衰竭估计评分（SOFA 评分）较基线上升 ≥ 2 分，见表 6-3。

3. 在充分液体复苏后，仍需升压药物维持平均动脉压（MAP）≥ 65 mmHg 且血乳酸水平 > 2 mmol/L。

表6-3 SOFA评分标准

系统或器官	评 分				
	0	1	2	3	4
呼吸（PaO_2/FiO_2, mmHg）	≥ 400	< 400	< 300	< 200 机械通气	< 100 机械通气
凝血（血小板，×10^9/L）	≥ 150	< 150	< 100	< 50	< 20
肝（胆红素，μmol/L）	< 20	20~32	33~101	102~204	≥ 204
心血管	MAP ≥ 70 mmHg	MAP < 70 mmHg	多巴胺 < 5 μg/（kg·min）或多巴酚丁胺（任何剂量）	多巴胺 5.1~15.0 μg/（kg·min）或去甲肾上腺素 > 0.1 μg/（kg·min）	多巴胺 > 15 μg/（kg·min）或去甲肾上腺素 > 0.1 μg/（kg·min）
中枢（GCS评分，分）	15	13~14	10~12	6~9	< 6
肾（血肌酐，μmol/L）	< 110	110~170	171~299	300~440	> 440
尿量（ml/d）	-	-	-	< 500	< 200

二、西医治疗

1. 早期液体复苏

（1）3 h 内需完成项目　测定血乳酸水平；使用抗生素前留取血培养；使用广谱抗生素；低血压或血乳酸 ≥ 4 mmol/L 时输注 30 ml/kg 晶体液。

（2）6 h 内需完成项目　使用升压药物［初始液体复苏后仍有低血压者，首选去甲肾上腺素 0.01~1.5 μg/（kg·min）］维持 MAP ≥ 65 mmHg；初始液体复苏后持续低血压（MAP < 65 mmHg）或初始血乳酸 ≥ 4 mmol/L 者，重新评估容量状态和组织灌注（包括

体格检查及血流动力学监测）。

2. 抗感染治疗

（1）去除病灶　尽快寻找、处理急需去除的感染源，处理手段包括引流脓肿或局部感染灶、清创感染后坏死组织、摘除可引起感染的医疗器具等。

（2）抗感染药物　应在 1 h 内尽早静脉使用覆盖所有疑似病原微生物（细菌、真菌、病毒）的药物进行经验性抗感染治疗，应考虑抗微生物制剂在主要疑似感染部位中是否达到充足浓度。

（3）尽可能明确病原微生物　在不延误抗生素使用前提下，尽可能行病原微生物培养。标本包括血液、尿液等体液，或伤口、呼吸道分泌物。

3. 糖皮质激素　经充分液体复苏及血管活性药物治疗后血流动力学仍不稳定时，可使用氢化可的松，剂量为 200~300 mg/d。

4. 其他治疗

（1）血糖控制　对已初步稳定的感染性休克合并高血糖患者，推荐使用胰岛素控制血糖，使目标血糖 ≤ 10 mmol/L。

（2）其他措施　机械通气、镇静、镇痛、预防应激性溃疡、预防深静脉血栓形成、肾脏替代治疗、营养支持。

三、骨科疾病与感染性休克

严重创伤可导致患者免疫功能不同程度地受损，诊疗中侵入性操作、手术可成为感染来源，尤其是伴有皮肤屏障破坏的创伤，污染严重的伤口、创面应高度警惕革兰氏阳性菌感染。伴有胸腹部损伤的多发伤，应警惕伤后 2~3 周的真菌感染及其他条件致病菌感染。老年创伤或术后患者，合并多种基础疾病、营养不良、长期卧床等危险因素，发生感染性休克风险进一步增加。治疗按照感染性休克一般原则，重点是积极寻找并处理感染源，应采取对生理损伤最小的有效干预措施，如经皮穿刺引流脓肿等。

【心源性休克】

一、诊断

1. 病史　有急性心肌梗死、终末期心肌病、暴发性心肌炎、严重心律失常等病史，其中以急性心肌梗死最常见。

2. 症状与体征　精神状态改变、劳力性心累、肢端湿冷、新发心律失常、水肿、肺部啰音等。收缩压＜90 mmHg或平均动脉压＜65 mmHg超过半小时，少尿（24 h尿量＜400 ml）或无尿（24 h尿量＜100 ml），血乳酸浓度增高。

3. 血流动力学监测　心排血指数降低，肺毛细血管楔压升高，床旁超声评估可发现心脏收缩或舒张功能障碍、克利B线、胸腔积液等改变。

二、西医治疗

1. 病因治疗　尽快完善心电图、心肌酶谱、心脏彩超等检查，急性心肌梗死者尽早进行血运重建治疗；急性心脏压塞者立即行心包穿刺减压。

2. 一般治疗　绝对卧床休息，给予镇痛、镇静等对症处理；建立静脉通道，持续心电监护，留置导尿管；给予鼻导管或面罩吸氧，必要时建立人工气道并给予机械通气；纠正酸中毒和电解质紊乱；前负荷不足者，适当补液，前负荷过高者，限制液体输入量及输入速度，或应用利尿药。

3. 血管活性药物　尽快应用血管活性药物维持血流动力学稳定。常用多巴胺和去甲肾上腺素，若收缩压尚维持于80~90 mmHg，可优先考虑多巴胺；如已出现严重低血压，可首选去甲肾上腺素，或多巴胺联合去甲肾上腺素使用。

4. 纠正心律失常　伴有显著心动过速或心动过缓的各种心律失常都能加重休克，须积极应用药物、电复律等纠正。

5. 机械辅助治疗　经上述治疗休克仍无法纠正者，可考虑主动脉内球囊反搏（IABP）、体外膜肺氧合（ECMO）、经皮左心室辅助装置（LVAD）等。

三、骨科疾病与心源性休克

失血性休克、感染性休克均可能同时伴随或转化为心源性休克，休克的动态评估和监测极为必要，应根据休克的病理生理改变、血流动力学状态适时调整诊疗方案。老年骨科患者伤后或术后出现心源性休克多为伤前或术前基础心功能受损的延续和加重，基础脏器功能的评估和围手术期合理慎重的液体管理是防止老年骨科患者创伤或手术后心功能恶化的重要手段。

【梗阻性休克】

一、诊断

1. 病史　有心内梗阻或心外梗阻的病史，前者如心脏瓣膜和结构异常、左房黏液瘤或血栓；后者如心脏压塞、肺栓塞、张力性气胸。

2. 症状与体征　原发病及休克的症状与体征。如胸痛、呼吸困难、水肿等；精神状态改变，面色、睑结膜苍白，皮肤湿冷，收缩压下降（< 90 mmHg 或较基础血压下降 > 40 mmHg）或脉压 < 20 mmHg，心率快，少尿。

3. 血流动力学特点　心脏前负荷状态可随梗阻部位不同而显著不同，心输出量减少，体循环阻力代偿性增加。

二、西医治疗

1. 解除导致梗阻的原因是治疗的重要措施，如进行心包穿刺，胸腔穿刺引流，肺动脉溶栓、取栓等。

2. 适宜的液体复苏与血管活性药物，可暂时代偿心室充盈量和心输出量的降低，但在梗阻未解除基础上实施大剂量液体治疗可能是无益的，甚至是有害的。

三、骨科疾病与梗阻性休克

肋骨骨折、肺挫伤等导致张力性气胸可发生梗阻性休克，此类患者应尽早行胸腔闭式引流。上、下肢创伤，长期卧床患者发生肺栓塞风险明显增加，大面积肺栓塞后肺血管阻力和肺动脉压力增加，引起急性右心衰，发生休克。CT肺动脉造影是肺栓塞诊断的金标准，对于疑似患者，还可通过快速检测 D- 二聚体，心脏彩超、下肢静脉彩超检查等协助判断，存在梗阻性休克的肺栓塞患者须进行溶栓或介入治疗，其他治疗详见肺栓塞章节。老年患者基础心脏疾病仍然会促进伤后或术后梗阻性休克发生、发展，如左室肥厚者（尤其是基底部肥厚者）易出现动态性左室流出道梗阻，瓣膜狭窄合并血容量不足、心脏压塞或局部压迫等均可出现明显血流动力学紊乱，应根据患者具体血流动力学变化特点制订诊疗方案。

第五节　急性创伤性凝血功能障碍与创伤性凝血病

一、定义

急性创伤性凝血功能障碍（acute traumatic coagulopathy，ATC）是机体遭受严重创伤后出现凝血系统功能异常的表现。创伤性凝血病（trauma-induced coagulopathy，TIC）是在严重创伤或大手术打击下，机体出现以凝血功能障碍为主要表现的临床病症。ATC和TIC是凝血功能异常程度不同的动态变化过程。

二、病因

组织损伤、休克、酸中毒、血液稀释、低体温、炎症反应。

三、诊断

ATC 诊断标准：①凝血酶原时间（PT）＞18 s；②活化部分凝血活酶时间（APTT）＞60 s；③凝血酶时间（TT）＞15 s；④凝血酶原时间比值（prothrombin time ratio，PTR）＞1.2。满足上述指标其中一项即可诊断。

TIC 的诊断标准：在 ATC 基础上出现活动性出血或潜在出血，需要血液制品治疗或者替代治疗等。

四、西医治疗

采用损伤控制性复苏方案，包括允许性低血压、止血复苏、损伤控制性手术三位一体的救治，需要多学科联动与协作。

1. 允许性低血压　以既能满足终末器官灌注又能避免出血加重为目标。

（1）无颅脑损伤者，严重出血控制前收缩压目标值为 80 ~ 90 mmHg；合并严重颅脑损伤（GCS 评分为 8 分）者，为保证脑灌注，平均动脉压目标值为 80 mmHg 以上。

（2）对于血压持续偏低者，为保持基本器官灌注可选择血管活性药物维持血压，首选去甲肾上腺素；合并心功能不全或心源性休克者，首选或联合使用正性肌力药（肾上腺素、多巴酚丁胺）；对于血压低、心率慢的患者可考虑选用多巴胺。

（3）血红蛋白目标值为 70 ~ 90 g/L。

2. 止血复苏　以恢复凝血功能为核心。

（1）增加新鲜血浆和血小板等血液制品的静脉滴注，红细胞、血浆、血小板可按 1：1：1 比例进行输注，尽可能避免大量输注晶体液以防止稀释性凝血病。

（2）创伤后 3 h 内使用氨甲环酸，首剂 1 g，后续 1 g 静脉滴注持续 8 h。

（3）对于大量输血的患者，需监测血浆钙离子水平并维持在 0.9 mmol/L 以上，避免大量输血导致柠檬酸中毒引发凝血异常，严重低钙血症可引发血流动力学不稳定。

（4）必要时输注纤维蛋白原或冷沉淀，纤维蛋白原的起始剂量为 3 ~ 4 g，冷沉淀为 50 mg/kg，并根据血栓弹力图和纤维蛋白原的检测水平指导是否继续输注。

（5）维持血小板 $> 50 \times 10^9$/L，存在严重出血倾向、持续出血和

（或）创伤性脑损伤的患者，血小板目标值可提升为 100×10^9/L 以上。

（6）对于口服维生素 K 依赖抗凝药者，可使用浓缩的凝血酶原复合物进行紧急拮抗；使用或怀疑使用抗 Xa 因子药物如利伐沙班、阿哌沙班者，建议检测底物特异的抗 Xa 因子活性，如果存在致命性出血，则可使用大剂量的凝血酶原复合物（25 ~ 50 U/kg）力求逆转。

（7）已经采取标准的控制出血策略和最佳传统止血措施的患者，如果大出血和 TIC 持续存在，建议使用基因重组的活化Ⅶ因子，对于单独颅脑损伤引起的颅内出血，不建议使用。

（8）警惕后期血液高凝状态和血栓形成，可尽早采用物理措施预防深静脉血栓形成，权衡风险选用抗凝药物。

3. 损伤控制性手术　既能控制原发损伤造成的后果（出血、污染等），又能控制手术本身带来的创伤，避免患者进入"低体温、凝血异常、代谢性酸中毒"的"死亡三角"，维持患者生命，为后续治疗创造条件，赢得时间。

（1）需要紧急外科手术止血的患者应尽量缩短受伤至手术的时间。

（2）开放性四肢损伤存在威胁生命的大出血者，在外科手术前推荐使用止血带减少血液的丢失。

（3）对于有失血性休克的骨盆环破坏的患者，立即采用骨盆环关闭和稳定措施。

（4）应遵循首先控制对生命威胁最大的创伤的原则来决定手术的先后，顺序是紧急手术（心脏及大血管破裂）、急性手术（腹内脏器破裂、腹膜外血肿、开放骨折）和择期手术（四肢闭合骨折），但如果同时都属急症时，先是颅脑手术，然后是胸、腹、盆腔脏器手术，最后为四肢、脊柱手术等，提倡在急诊室内手术。

（5）在第一次救命手术后应选择适宜时机实施后续计划性手术。

第六节　电解质紊乱

【低钠血症】

一、定义

血清钠离子浓度＜ 135 mmol/L 时称为低钠血症。

二、分类

1. 高渗性低钠血症　细胞内液向细胞外液转移,导致细胞外液增多,钠离子浓度相对降低。

2. 等渗性低钠血症　也称假性低钠血症。

3. 低渗性低钠血症　真正反映水平衡紊乱造成的低钠血症,与抗利尿激素过多和（或）肾浓缩功能障碍相关,常伴细胞内液容量增加。根据容量状态可分低容量性低钠血症、高容量性低钠血症和正常容量性低钠血症。

三、临床表现

低钠血症临床表现取决于持续时间、严重性。若低钠血症发展迅速,会出现急性脑水肿表现（头痛、嗜睡、癫痫、昏迷甚至死亡）；若进展缓慢,即使严重低钠血症仍可能无明显症状。

四、诊断流程

血清钠离子浓度＜ 135 mmol/L →血浆渗透压（排除假性低钠血症）→ 评估容量状态 → 尿钠浓度。

五、西医治疗

首先纠正病因,根据具体情况决定纠正速度（过快、过慢均可能造成不可逆的神经系统损伤）,有症状、急性（＜ 48 h）立即处理,无症状、慢性不必紧急治疗。

1. 急性症状性低钠血症　纠正速度：＜2 mmol/（L·h）或＜12 mmol/（L·24 h），常使用3% 氯化钠注射液（0.9% 氯化钠 注射液 100 ml＋10% 氯化钠注射液 30 ml）。先补应补钠量的 1/3：应补钠量（mmol）＝血钠浓度改变量（mmol/L）× 体重（kg）×0.6（女性为 0.5）。

（1）高容量性低钠血症　积极控制原发病，限制水的摄入，常合并使用呋塞米，必要时采用 CRRT。若出现神经系统症状，需输入高渗盐水缓解临床症状。

（2）正常容量性低钠血症　限水（500~1 000 ml/d）、利尿（袢利尿药），注意补钠、补钾，严重时亦可输入高渗盐水。

（3）低容量性低钠血症　补充等渗盐水。

2. 慢性症状性低钠血症　纠正速度：＜0.5 mmol/（L·h），＜8 mmol/（L·24 h）。

3. 无症状性低钠血症　一般不需治疗，最简单的方法是限水。

附：颈段脊髓损伤相关低钠血症

一、发生率

低钠血症是急性颈段脊髓损伤的最常见并发症之一，在急性颈段脊髓损伤中发病率为 45%～100%。颈段脊髓损伤的严重程度与低钠血症的发生及严重程度有着明显的相关性，颈段脊髓损伤越严重，其低钠血症的发生率越高，程度也越重。

二、发生机制

急性颈段脊髓损伤相关低钠血症目前尚无统一的理论来解释其具体的发生机制，常见的理论包括抗利尿激素异常分泌综合征（SIADH）和脑耗盐综合征（CSWS）。两者之间的区别是 SIADH 多引起高容量性低钠血症（稀释性低钠血症），CSWS 多表现为低容量性低钠血症（低渗性脱水）。有学者提出，颈段脊髓损伤后常出现交感神经功能抑制，肾交感神经兴奋性下降，肾小球旁器对肾素的合成、释放减少。通过

RAAS 的作用，肾素释放减少及活性降低导致血浆醛固酮水平下降，使肾的保钠作用降低，肾性排钠过多，导致低钠血症。

三、西医治疗

颈段脊髓损伤后发生低钠血症时要积极治疗原发疾病，消除低钠血症的危险因素。

对症处理包括：颈段脊髓损伤后 SIADH 引起的低钠血症治疗原则为限制水的摄入量，纠正低钠血症和水潴留。早期当血清钠离子浓度＞120 mmol/L 时，患者症状轻，此时仅需严格限制水摄入即可达到良好疗效；当血清钠子浓度＜120 mmol/L，且伴有意识模糊、嗜睡等神经症状时应按每小时提高 0.5 mmol/L 补充 3% 高渗盐水，将血清钠离子浓度回升为 120 ～ 125 mmol/L 后可改用口服，当血清钠离子浓度达到 130 mmol/L 时，无须再继续补钠，只限制饮水即可，1 周后恢复正常饮水。期间可选择性地应用抑制抗利尿激素分泌的药物，如苯妥英钠、地美环素、碳酸锂等。CSWS 的治疗原则是积极补充血容量，并及时补充丢失的钠盐。水、盐支持是最常用的疗法，及时补充钠与水可以纠正低钠与有效血容量，进一步改善脑血流量与脑供氧，采取的治疗方案主要是积极补液、补盐。近年来血管升压素受体阻滞剂，如考尼伐坦，在颈段脊髓损伤后低钠血症治疗中的应用越来越受到人们的重视。

【高钠血症】

一、定义

血清钠离子浓度＞ 145 mmol/L 时称为高钠血症。

二、临床表现

早期为口渴、尿量减少、无力、恶心、呕吐、发热等。高渗状态造成细胞失水，特别是脑细胞失水，可导致脑出血，从而造成一系列神经系统症状，包括肌无力、下肢偏重；意识最初兴奋，逐渐淡漠；肌张力增高、腱反射亢进；甚至抽搐、产生幻觉、昏迷、死亡。

三、西医治疗

积极治疗原发病，控制钠摄入和纠正不适当的钠输入。纠正细胞外液容量异常，补充水缺乏。补水量应包括不显性失水量及胃肠道失水量，24 h 至少补充 1 L。通常补充葡萄糖注射液。缺水量（L）= 0.4 × 病前体重（kg）× [钠离子浓度（mmol/L）÷ 140-1]，每天血清钠离子下降速度不超过 10 mmol/L。

【低钾血症】

一、定义

血清钾离子浓度 < 3.5 mmol/L 时称为低钾血症。

二、病因

1. 钾摄入不足　不能进食、进食不足、长期禁食。

2. 钾丢失或排出过多　经消化道丢失或经肾丢失过多。

3. 钾的异常分布　见于低钾性周期性麻痹，大剂量胰岛素、葡萄糖注射液静脉滴注，急性碱中毒，儿茶酚胺分泌增加。

三、临床表现

1. 神经肌肉系统症状　最早为肌无力，血清钾离子浓度 < 2.5 mmol/L 时可发生瘫痪、呼吸衰竭。

2. 消化系统症状　导致胃肠道平滑肌张力减退，发生食欲不振、恶心、呕吐、腹胀、便秘，甚至麻痹性肠梗阻。

3. 循环系统症状　心脏兴奋性、自律性增高，传导性降低，出现各种心律失常、传导阻滞，严重时出现心室颤动，部分可出现心功能不全和低血压。心电图表现为 ST 段压低，T 波增宽、低平，U 波出现，QT 间期延长。

四、西医治疗

1. 预防和处理致命性并发症，补钾，明确病因。

2. 血清钾离子浓度 > 3 mmol/L 时，每天给予 1.5~6 g 氯化钾口服液，分 3~4 次口服。

3. 无法口服或严重、有症状者，补钾速度为 10~20 mmol/L（使外周静脉钾离子浓度 < 10 mmol/L）。建议使用：0.9% 氯化钠注射液 500 ml+ 氯化钾 1.5 g 经外周静脉滴注；0.9% 氯化钠注射液 20 ml+ 氯化钾 3 g 经中心静脉导管泵入，5~10 ml/h。迅速纠正至血清钾离子浓度在 3 mmol/L 以上后减速或改为口服补钾。

4. 低钾血症合并低镁血症时，需同时纠正低镁血症。

【高钾血症】

一、定义

血清钾离子浓度 > 5.5 mmol/L 时称为高钾血症。

二、病因

静脉或消化道补钾过量、输入大量库存较久的血液、使用含钾药物、肾排泄钾减少等。

三、临床表现

1. 神经肌肉系统症状　血清钾离子浓度轻度升高，仅有四肢乏力、手足感觉异常、肌肉酸痛。血清钾离子浓度 > 7 mmol/L 时，出现下肢软瘫，血清钾离子浓度继续升高，肌无力进一步加重并累及躯干及上肢，严重可累及呼吸肌，甚至发生呼吸衰竭。

2. 心血管系统症状　心肌收缩力减弱、心脏扩大、心音减低，心律失常主要表现为窦性心动过缓、传导阻滞和异位心律失常。

3. 其他系统症状　表情淡漠、反应迟钝、嗜睡、昏迷；恶心、呕吐、腹痛、麻痹性肠梗阻。

四、西医治疗

停止钾摄入，积极防治心律失常，降低血清钾离子浓度，处理原发病，改善肾功能。

1. 对抗心律失常　5% 葡萄糖注射液 20ml+10% 葡萄糖酸

钙 10~20 ml 静脉注射（＞ 10 min），数分钟起效，作用时间为 30~60 min，必要时可重复。

2. 降低血清钾离子浓度

（1）25%~50% 葡萄糖注射液 100 ml 或 10% 葡萄糖注射液 500 ml 加入胰岛素静脉滴注（一般 2~4 g 葡萄糖加 1 U 胰岛素）。

（2）5% 碳酸氢钠 100~200 ml 静脉滴注。

（3）离子交换树脂 30~90 g。

（4）排钾利尿药。

（5）血液透析。

【低钙血症】

一、定义

低钙血症指血清离子钙浓度＜ 1.1 mmol/L；血清校正钙浓度＜ 2.2 mmol/L，其中校正钙（mmol/L）= 测定钙（mmol/L）+0.02×[40– 血中白蛋白浓度（g/L）]。

二、病因

甲状旁腺功能减退、维生素 D 代谢异常、肾衰竭、药物相关。

三、临床表现

低钙血症的症状与血清离子钙下降的速度相关，与血清离子钙降低的程度可不完全一致。

1. 神经肌肉系统　神经肌肉兴奋性升高，手足搐搦、反射亢进、感觉麻痹、抽搐。

2. 心血管系统　主要为传导阻滞等心律失常，严重时发生心室颤动。心电图典型表现为 QT 间期及 ST 段明显延长。

3. 骨骼、皮肤、软组织等　慢性低钙血症表现为骨痛、病理性骨折、骨骼畸形，还常伴有皮肤干燥、色泽灰暗、毛发稀疏、指甲易脆。

四、西医治疗

1. 急性处理 5% 葡萄糖注射液 20 ml+10% 葡萄糖酸钙 10~20 ml 静脉注射（＞10 min）；随后将 10% 葡萄糖酸钙稀释于 5% 葡萄糖注射液中静脉滴注，维持血清钙水平在正常范围下限 [静脉滴注速度：0.5~1.5 mg/（kg·h）元素钙]，伴有低镁血症时须同时补充镁。

2. 慢性处理 推荐联合应用钙 + 维生素 D 制剂，必要时联合噻嗪类利尿药避免高尿钙。

【高钙血症】

一、定义

高钙血症指血清离子钙浓度 ＞ 1.5 mmol/L；血清校正钙浓度 ＞ 2.5 mmol/L，其中校正钙（mmol/L）= 测定钙（mmol/L）+0.02×[40– 白蛋白浓度（g/L）]。

二、病因

肠道钙吸收增加，骨钙吸收过多。

三、临床表现

高钙血症的症状与血钙上升的速度相关。

1. 神经肌肉系统 疲乏无力、精神不集中、失眠、抑郁、神志不清甚至昏迷。

2. 心血管系统 心肌兴奋性增加，易出现心律失常及洋地黄中毒。心电图典型表现为 QT 间期缩短。

3. 胃肠道系统 恶心、呕吐以及便秘，部分患者合并消化道溃疡及胰腺炎。

4. 泌尿系统 多尿、肾结石、肾功能衰竭、异位钙化。

四、西医治疗

1. 增加尿钙排泄　补充等渗盐水：以 200~300 ml/h 的初始速度，使尿量为 100~150 ml/h。祥利尿药：抑制钙的重吸收而增加尿钙排泄，使用时应维持足够容量。

2. 抑制骨重吸收　降钙素：4 μ/kg 皮下或肌内注射，每 12 h 一次；可增加剂量为 4~8 μ/kg，每 6 h 一次。二膦酸盐：目前是恶性肿瘤相关的高钙血症的标准治疗药物，常与 0.9% 氯化钠注射液和降钙素联用。

3. 减少肠道钙吸收　糖皮质激素：250 ml 5% 葡萄糖注射液 +200 mg 氢化可的松，2~5 天起效。

4. 透析　对肾功能下降或心功能不全患者尤为适用。

【低磷血症】

一、定义

血清磷浓度＜ 0.8 mmol/L 时称为低磷血症。

二、病因

体内分布异常，肠道吸收减少，肾排磷增加等。

三、临床表现

代谢性脑病，表现为易激动、意识障碍、木僵、昏迷；肌无力、横纹肌溶解；造血功能异常、出血；食欲减退、恶心、呕吐。

四、西医治疗

无症状和轻、中度低磷血症无须补充；有症状、严重低磷血症（＜ 0.32 mmol/L）可补充。

1. 食补　给予奶类、鱼类、果核类食物。

2. 口服药物　磷制剂，每日 1~2g，分次口服。

3. 静脉补充　0.16~0.64 mmol/kg（＞ 4 h）。

【高磷血症】

一、定义

血清磷浓度 > 1.45 mmol/L 时称为高磷血症。急性高磷血症主要见于多发性骨髓瘤患者、样本溶血。

二、病因

磷负荷升高，磷排泄下降。

三、临床表现

多无症状，急性高磷血症会增加钙磷沉积风险，导致转移性钙化（软组织、冠状动脉）。

四、西医治疗

无症状的急性高磷血症，肾功能正常，过量磷排泄后多可恢复；有症状的伴肾功能不全患者行血液净化治疗，CRRT 优于间歇性血液透析；慢性高磷血症应予以限磷饮食、磷酸盐结合剂（如碳酸钙、醋酸钙）。

第七节　脂肪栓塞综合征

脂肪栓塞综合征是指发生在严重创伤，尤其是骨盆或长骨骨折后，非脂化脂肪栓子进入血流，阻塞体内小血管或毛细血管，产生以突发性的皮肤瘀斑、出血、呼吸系统及脑神经系统症状等为特征的一组综合病症。

一、病因

1. 多见于长骨骨折或骨盆骨折，尤以股骨干为主的多发性骨折，开放性骨折少见。

2. 较大骨科手术见于髓内钉固定术、髋或膝关节置换术等。

3. 严重软组织损伤见于脂肪肝或脂肪含量丰富的肌肉创伤、胸腹大手术，甚至胸外心脏按压等。

4. 某些非创伤性因素罕见于严重感染、各种中毒、糖尿病及静脉造影等。

二、临床表现

1. **呼吸系统**　胸闷、胸痛、咳嗽、气促、发绀、呼吸困难进行性加重等肺水肿和呼吸窘迫综合征症状。肺脂肪栓塞具有典型的 X 线表现，胸部 X 线片示肺呈"云雾状""暴风雪状"影像。

2. **神经系统**　脑脂肪栓塞多呈弥漫性，因此极少出现定位体征，可有斜视、双侧瞳孔不等大、偏瘫体征及尿崩症出现。主要表现为烦躁不安、谵妄、意识蒙胧、嗜睡、昏迷等进行性意识障碍，并伴有头痛、头晕、呕吐、尿失禁、抽搐、痉挛、去大脑强直、体温调节障碍（高热）等脑缺氧和自主神经功能紊乱症状。

3. **循环系统**　常表现为脉搏突然增快（每分钟增加 20 ~ 100 次），继而出现心律不齐、心音遥远、血压骤降并伴有心绞痛，心电图表现为 QT 间期延长，ST 段电压低，T 波低平、倒置，束支传导阻滞及心律失常等心肌缺血性改变，要注意肺动脉高压及冠状动脉循环脂肪栓塞引起的心率、心律变化和低血容量性休克引起的变化的区别。

4. **泌尿系统**　肾脂肪栓塞时可在尿内检出直径为 10 ~ 20 μm 的脂肪滴（在血液及痰液中也能检出）。由于脂肪比重小而具有悬浮性，故应留取终末尿以提高阳性检出率。严重的肾脂肪栓塞可引起肾功能衰竭。

5. **发热和出血点**　这是诊断脂肪栓塞综合征的两个重要依据。发热多在 38℃ 以上，发生在创伤后 48 h 内，并与脑症状同时出现。凡超出创伤应激和创伤后感染范围的难以解释的突发性高热，常提示有脂肪栓塞发生。出血点多在伤后 24 ~ 72 h 或 7 ~ 8 天发生，但出现率不一，最低为 20%，最高为 50%，多出现于肩、颈、前胸、腋、腹、前大腿等部位皮肤，尤以下睑结膜和眼底常见。出血点呈针尖样大小，形圆，色红，且逐渐变色。持续几小时或数天后消失，不融合成片，可呈一过性或分批出现。

三、诊断标准

1. 主要指标 点状出血；呼吸道症状及胸部 X 线片的特征性影像学表现；头部外伤以外的脑症状。

2. 次要指标 动脉血氧分压 < 60 mmHg；血红蛋白 < 100 g/L，排除其他失血情况。

3. 参考指标 脉搏 > 120 次 /min，体温 > 38℃，血小板减少，血中有脂肪滴并伴有血脂肪酸升高和血清脂酶升高，红细胞沉降率 > 70 mm/h，尿中出现脂肪滴。

上述指标中，如主要指标超过 2 项或仅有 1 项，而次要或参考指标超过 4 项即可确诊。如无主要指标成立，仅有次要指标 1 项或参考指标超过 4 项者应疑为非典型脂肪栓塞综合征。

四、西医治疗

总原则是对骨折进行稳妥的固定，减少断端对组织的再损伤，以减少脂肪栓子的来源；积极抗休克治疗，补充有效血容量，以减少因休克导致脂肪栓塞的发生与发展。由于没有直接溶解脂肪栓子的药物，所以治疗的主要方法为生命支持、对症治疗、预防感染、提高血液乳化脂肪的能力。

1. 可以通过鼻导管或面罩给氧，使 PaO_2 维持在 70~80 mmHg 即可，创伤后 3~5 天应定时做血气分析和胸部影像学检查，必要时给予机械通气。

2. 补充有效循环容量，纠正休克，同时注意有无肺水肿发生。有条件时应补充血液和白蛋白，以保证血液携氧能力和维持血液胶体渗透压，减少肺间质水肿的发生。如果血压正常，无休克状态，液体出入量应保持负平衡。

3. 在有效的呼吸支持治疗下 PaO_2 仍不能维持在 60 mmHg 以上时，可用激素。一般采用氢化可的松 300 mg/d 或地塞米松 10~20 mg/d，用药 2~7 天，停药后副作用较小。

4. 维护脑功能，保证减少脑组织和全身耗氧量，降低颅内压。选用适当抗生素预防感染，抗生素可按常规用量选用。

第八节　围手术期谵妄

一、定义

谵妄是由多种原因引起的一过性意识混乱状态，主要特征为意识障碍和认知功能改变，以精神症状为主，但其产生和发展是全身疾病与脑功能共同作用的结果。

二、危险因素

谵妄的危险因素分为两大类：易患因素和诱发因素。易患因素常不可逆转，如高龄、认知功能障碍、合并多种内科疾病、视力障碍、听力障碍、酗酒。在易患因素的基础上，任何机体内、外环境的紊乱均可促发谵妄，成为诱发因素，如疼痛、贫血、感染、营养不良、活动受限、低氧血症、脱水和电解质紊乱、酸碱失衡、尿潴留、便秘、药物（抗胆碱药、苯二氮䓬类镇静催眠药、阿片类麻醉镇痛药）。

三、分型

谵妄包括活动亢进型、活动抑制型、混合型谵妄。

四、诊断标准

谵妄的诊断主要依据临床检查及病史。目前推荐使用 ICU 谵妄诊断的意识状态评估法（CAM-ICU）（表 6-4）。CAM-ICU 主要包含以下几个方面：意识状态急性改变或波动；注意力障碍；思维混乱和意识清晰度下降。表 6-5 为 RASS 镇静评分。

表 6-4　ICU 谵妄诊断的意识状态评估法

特　征	阳性标准	如阳性在此打√
特征 1: 意识状态急性改变或波动 A. 患者的意识状态是否与其基线状况不同； B. 在过去的 24 h 内，患者的意识状态是否有任何波动，表现为镇静量表评分改变（如 RASS、GCS 评分）； C. 既往谵妄评估得分的波动	任何问题 答案为"是"	□

续表

特　征	阳性标准	如阳性在此打√
特征2：注意力障碍		
举例：跟患者说，"我要给您读10个数字，任何时候当您听到数字'8'，就捏一下我的手。"然后用正常的语调朗读数字"6859838847"，每两个数字间隔3 s。当读到数字"8"患者没有捏手或读到其他数字时患者做出捏手动作均计为错误	错误数＞2	□
特征3：意识水平改变		
如果RASS实际得分不是清醒、平静（0分）为阳性	RASS不为"0"	□
特征4：思维混乱或意识清晰度下降		
举例： A. 是非题。石头是否能浮在水面上？海里是否有鱼？1斤（500 g）是否比3斤（1500 g）重？您是否能用榔头钉钉子？记录患者回答错误的个数。 B. 执行指令。跟患者说"伸出这几根手指"（检查者在患者面前伸出2根手指），然后说："现在用另一只手伸出同样多的手指。"（不做示范）如果患者只有一只手能动，第二个指令改为要求患者再增加一根手指	错误总数＞1	□

注：若患者有特征1和2，或者特征3，或者特征4，就可诊断为谵妄。

表6-5　RASS镇静评分

评分	程度	表　现
+4	有攻击性	有暴力行为
+3	非常躁动	试着拔出呼吸管、胃管或静脉点滴
+2	躁动焦虑	身体激烈移动，无法配合呼吸机
+1	不安焦虑	焦虑紧张，但身体只有轻微的移动
0	清醒、平静	清醒自然状态
−1	昏昏欲睡	没有完全清醒，但可保持清醒超过10 s
−2	轻度镇静	无法维持清醒超过10 s
−3	中度镇静	对声音有反应
−4	重度镇静	对身体刺激有反应
−5	昏迷	对声音及身体刺激都无反应

五、诊断注意事项

1. 必要条件　急性意识改变和注意力受损是诊断谵妄的必要条件。

2. 早期发现　每日评估有助于早期发现谵妄，早期识别和干预亚临床谵妄，可降低其进展为临床谵妄的风险。

3. 注意分型　活动抑制型谵妄和混合型谵妄并不少见，应给予重视。

4. 鉴别诊断　重视谵妄与阿尔茨海默病、抑郁症的鉴别。

六、谵妄对骨科疾病患者临床结局的影响

1. 死亡率　谵妄对老年髋部骨折患者存活的影响目前尚无明确的结论，但大多学者认为，髋部骨折合并谵妄术后死亡率明显增高。且可以确定谵妄患者住院时间长、花费高、出院后需专人护理，阿尔茨海默病发生率可达 38%。

2. 功能恢复　谵妄患者伴有注意力、思维、记忆、情感障碍等，交流困难，很难配合康复功能锻炼。大多数学者认为，老年髋部骨折合并谵妄患者术后髋关节功能很难恢复至伤前水平。

七、预防

谵妄对老年骨科疾病患者预后的影响深远，因此谵妄的预防和治疗成为老年骨科疾病患者围手术期管理的核心。研究表明，每年有 33%~66% 谵妄漏诊、误诊或未给予处置，这将延误患者的治疗，增加其住院时间；30%~40% 的谵妄可以通过针对其危险因素（疼痛、制动、低血压、视力及听力障碍、睡眠节律紊乱）进行预防而避免其发生。常见措施如下。

1. 镇痛　推荐如下疼痛管理流程。（图 6-1）

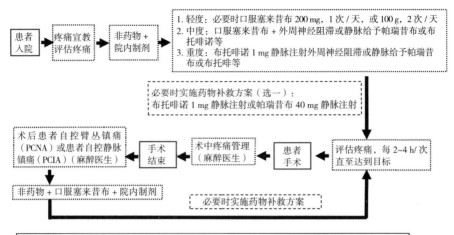

1. 轻度：必要时口服塞来昔布 200 mg，1 次 / 天，或 100 g，2 次 / 天
2. 中度：口服塞来昔布 + 外周神经阻滞或静脉给予帕瑞昔布或布托啡诺等
3. 重度：布托啡诺 1 mg 静脉注射外周神经阻滞或静脉给予帕瑞昔布或布托啡等

必要时实施药物补救方案（选一）：
布托啡诺 1 mg 静脉注射或帕瑞昔布 40 mg 静脉注射

术后患者自控臂丛镇痛（PCNA）或患者自控静脉镇痛（PCIA）（麻醉医生）

手术结束

术中疼痛管理（麻醉医生）

患者手术

评估疼痛，每 2~4 h / 次直至达到目标

非药物 + 口服塞来昔布 + 院内制剂

必要时实施药物补救方案

伤后或术后疼痛是谵妄发生、发展的重要因素，故重视疼痛管理可以降低术后谵妄的发生率

图 6-1　疼痛管理流程

2. 麻醉方式及麻醉深度　与全身麻醉比较，区域阻滞麻醉后心肺并发症、深静脉血栓形成、肺栓塞、谵妄和认知功能障碍发生率降低，区域阻滞麻醉后住院时间缩短；无禁忌证时优先考虑椎管内麻醉，并在患者摆体位前，实施患侧局部麻醉阻滞。控制麻醉深度可预防谵妄，避免麻醉过深能降低术后谵妄的发生率；相对深度麻醉，术中适宜的浅麻醉能减少 50% 的谵妄发生率。阿片类药物可以显著增加谵妄的发生率，老年骨折患者镇痛治疗以神经阻滞或 NSAIDs 为一线选择，阿片类药物仅作为补充、补救措施。

3. 环境和睡眠管理　根据昼夜调节灯光，降低病房内噪声，维持舒适的温度都可以减少谵妄的发生。采用药物镇静，无论是应用咪达唑仑还是丙泊酚，均会引起睡眠结构的改变，减少快速眼动睡眠（又称快波睡眠）和非快速眼动睡眠（又称慢波睡眠）时间，持续镇静治疗还会使睡眠 - 觉醒昼夜节律及褪黑素昼夜分泌节律消失。合理的睡眠管理推荐通过对声光的管控及以放松疗法等非药物方式进行，如采用耳塞和眼罩，联合轻缓的音乐可以不同程度地改善睡眠，减少谵妄的发生。

4. 早期活动　活动可以促进肢体血液循环，改善脑部血供，预防大脑发生缺血性损害；活动还可以增加皮质内胆碱能纤维密度，增加体内抗炎物质的产生。早期活动既可给予患者心理支持，也可增强躯体器官功能，减少并发症，已成为谵妄患者集束化管理策略的一项重要举措；在患者全身状态允许的情况下，建议于术后 6 h 内开始康复锻炼，并由多学科康复小组提供帮助；助行器辅助能加快术后恢复，缩短住院时间。

5. 多学科协作　包括骨科、麻醉科、老年科、重症医学科、药理科等在内的多学科协作模式与传统医疗模式相比，可以显著降低术后谵妄的发生率。护士主导谵妄评估的准确性由 56% 升至 95%，而在治疗方面由临床药师参与的镇静、镇痛、谵妄管理策略可明显缩短患者住 ICU 的时间和住院时间；而麻醉医生参与的术中麻醉深度监测和轻度镇静维持，对预防术后谵妄也有重要意义。

6. 其他　保证充足氧供，维持 $SpO_2 > 95\%$；给予充足的营养支持，预防低蛋白血症；保持一定灌注压，使收缩压维持在 90 mmHg 以上；保证血红蛋白含量 > 100 g/L，出现贫血症状时可输注红细胞进行调节；维持正常体温；快速评估（避免过度评估），尽可能早期手术。

八、西医治疗

1. 对因　大多数谵妄患者存在很多致病因素，如疼痛、睡眠障碍、炎症和服用导致谵妄发生的药物，医生应尽可能消除病因，常见措施包括：纠正低氧血症、纠正心衰、控制感染、恢复水和电解质平衡、减轻疼痛、纠正贫血和低血容量、调节直肠和膀胱功能、摄入足够营养、尽量早期活动、保持良好的睡眠 - 觉醒昼夜节律等。

2. 对症　谵妄患者出现躁动、妄想或幻觉，以至于不能配合治疗时，则需要辅助药物治疗。药物治疗的作用是消除患者的不适，减少中枢神经系统损害及能量消耗，防止意外损伤和不良事件发生。常使用药物包括右美托咪定、丙泊酚、咪达唑仑等（表 6-6）。

表6-6　常用镇静药物及剂量

药物	首剂后起效时间	清除半衰期	首次剂量	维持剂量	不良反应	备注
咪达唑仑	2~5 min	3~11 h	0.01~0.05 mg/kg	0.02~0.1 mg/(kg·h)	呼吸抑制,低血压,可能导致谵妄	对循环影响小,为酒精、药物戒断反应的一线选择
丙泊酚	1~2 min	快速清除34~64 min,缓慢清除184~382 min	5 μg/(kg·min)	1~4 mg/(kg·h)	低血压,呼吸抑制,高甘油三酯血症,注射痛,丙泊酚输注综合征	儿童输注特别注意丙泊酚输注综合征,高甘油三酯血症患者慎用,可降低颅内压、谵妄发生率
右美托咪定	5~10 min	1.8~3.1 h	1 μg/kg,超过10 min缓慢滴注	0.2~0.7 μg/(kg·h)	心动过缓,低血压	可以模拟生理睡眠,改善谵妄

九、中医治疗

1. 肝郁化火证　烦躁易怒,面红耳赤,震颤,舌红苔黄,脉弦数。

治法:疏肝解郁,泻火安神。

方药:丹栀逍遥散。

2. 肝郁脾虚证　情绪抑郁,腹胀,纳差,少气乏力,舌淡苔薄,脉细弦。

治法:疏肝解郁,健脾安神。

方药:痛泻药方合四君子汤。

3. 心脾两虚证　精神不振,烦躁焦虑,惊恐胆怯,纳差,便溏,舌苔淡薄,脉细弱。

治法:健脾益气,养血安神。

方药:归脾汤。

4. 肝肾阴虚证　情绪不稳,口渴惊悸,易怒,耳鸣,五心烦热,盗汗,舌红少苔,脉弦数或细数。

治法:补益肝肾,滋养阴津。

方药：左归丸。

5. 脾肾阳虚证　倦态萎靡，少动，多卧少眠，胆怯惊恐，身寒肢冷，面色淡白，舌淡，舌体胖大，苔滑润，脉细无力。

治法：健脾益气，温肾壮阳。

方药：桂附理中丸。

第九节　挤压综合征

一、定义

挤压综合征指外伤后血液和组织蛋白破坏分解后的有毒中间代谢产物被吸收入血，引起外伤后急性肾小管坏死和由其引起的 AKI，此为广泛性软组织挫伤的伤者晚发性死亡的常见原因。

二、临床表现

1. 局部症状　局部出现疼痛，肢体肿胀，皮肤张力增加，张力性水疱形成，肢端脉搏减弱或消失。

2. 休克　早期可不出现休克，也可因强烈的神经刺激出现神经源性休克以及广泛组织破坏，大量的血容量丢失出现失血性休克。

3. 肌红蛋白尿　在伤肢解除压力后，24 h 内出现褐色尿或自诉血尿，应该考虑肌红蛋白尿，肌红蛋白在血中和尿中的浓度，在伤肢减压后 3~12 h 达高峰，之后逐渐下降。

4. 高钾血症　肌肉细胞坏死，细胞内钾进入循环，加上肾损伤，可出现致命性高钾血症。

5. 代谢性酸中毒　肌肉缺血坏死以后，大量磷酸根、硫酸根等酸性物质释出，使体液 pH 值降低，致代谢性酸中毒。

6. 临床分级

（1）一级　肌红蛋白尿试验阳性，肌酸激酶（CPK）大于 10 000 U（正常值 130 U），而无 AKI 等全身反应者，若伤后早期不做筋膜切开减张，则可能发生全身反应。

（2）二级　肌红蛋白尿试验阳性，CPK 大于 20 000 U，血肌酐和血尿素氮增高而无少尿，但有明显血浆渗入组织间隙，有效血容量丢失，出现低血压者。

（3）三级　肌红蛋白尿试验阳性，CPK 明显增高，少尿或无尿，休克，代谢性酸中毒以及高钾血症者。

应注意 CPK 只是反映肌肉损伤程度，而导致肾损伤的是肌红蛋白，应同时监测 CPK 和肌红蛋白水平变化评估病情。

三、西医治疗

挤压综合征是骨科急重症，应及时抢救，做到早期诊断、早期伤肢切开减张与防治肾功能衰竭。

1. 现场急救处理　早解除重物压力，伤肢制动、冷疗，禁按摩与热敷，伤肢不应抬高，伤肢开放伤口和活动出血者应立即止血，但避免应用加压包扎和止血带，饮用碱性饮料，如不能进食者，可用 5% 碳酸氢钠静脉滴注。

2. 伤肢处理　早期切开减张，必要时截肢。

3. 补液　挤压综合征患者存在有效血容量丢失时，应予以补液，甚至抗休克处理。早期可主要输注林格液，必要时补充胶体、白蛋白、血液制品。

4. 碱化尿液　预防和治疗酸中毒，防止肌红蛋白与酸性尿液作用后在肾小管中沉积，可静脉滴注 5% 碳酸氢钠 250 ml，视情况调整。

5. 利尿　当血压稳定之后，可进行利尿，使在肾实质受损害前，有较多的碱性尿液通过肾小管，增加肌红蛋白等有害物质的排泄，可用 20% 甘露醇快速静脉滴注，或静脉注射呋塞米。

6. 血液净化治疗　清除血液中肌红蛋白，避免肾损伤加重，避免因急性肾功能衰竭导致的高钾血症等内环境紊乱引起死亡。

7. 预防感染　应根据患者伤肢情况及其他器官功能状态选择适宜的抗生素。

第十节　经皮内镜脊柱手术相关神经刺激综合征

一、定义

经皮内镜脊柱手术中和手术后出现头痛、颈痛、肢体痉挛甚至"癫痫样状态发作"，这可能是一组与中枢神经系统刺激相关的临床综合征。

二、发生机制

目前的学说推测可能与手术中椎管内灌注液相关，由于向硬膜外腔持续输注 0.9% 氯化钠注射液导致的管内压力增加会压迫硬膜囊，使脑脊液压力向头侧方向升高。正常椎管内顺应性存在一定储备，容量和（或）压力一旦超过其代偿范围，压力将显著增高甚至诱发颅内高压而引发一系列症状。因此，手术中灌注液压力越高、速度越快、手术持续时间越长，甚至出现硬膜囊破裂，则该病发生率越高。

三、临床表现

局部或区域麻醉下行经皮内镜脊柱手术的患者最常见的表现为在手术中或手术结束后出现不同程度的头痛、颈肩痛。其分级标准见表6-7。肢体痉挛以及"癫痫样状态发作"多见于全身麻醉下实施手术者，多于麻醉苏醒期出现。"癫痫样状态发作" 可能是颈痛症状的延伸，反映了椎管内压力和颅内压进一步增高。

表6-7　经皮内镜脊柱手术相关神经刺激综合征分级标准

分 级	评价标准
1 级	新发头痛和（或）颈痛，患者尚能忍受，配合手术，相对风险率（RR）、风险比（HR）、无创血压（NIBP）改变 < 20%
2 级	新发头痛和（或）颈痛，患者主观不能忍受，烦躁不安，不能配合手术或者伴有 RR、HR、NIBP 改变 > 20%
3 级	新发头痛和（或）颈痛伴有肢体痉挛、肌张力增高等
4 级	出现"癫痫样状态发作"

四、预防

1. 术中彻底止血，保持视野清晰。

2. 减慢灌注液速度。

3. 缩短灌注时间、手术时间。

4. 防止硬膜囊破裂。

5. 可选择在局部麻醉下手术，早期识别症状，症状出现后暂停手术 5 min，避免椎管内压力持续升高。

五、西医治疗

为鉴别诊断，必要时须行头部影像学检查排除其他颅内问题。其治疗要点如下。

1. 脱水　可静脉滴注甘露醇 125~250 ml，必要时可联合使用呋塞米 10~20 mg 静脉注射，减轻脑水肿，同时排出术中经手术区域吸收的液体。监测电解质水平，必要时予以纠正。

2. 镇痛镇静，保持气道通畅　对于出现肢体痉挛以及"癫痫样状态发作"的患者需要镇痛镇静，常选择阿片类药物联合丙泊酚持续泵入，严重者需要多种镇痛镇静药物联合使用，如咪达唑仑、右美托咪定、布托啡诺、帕瑞昔布都是可选择药物。镇痛镇静药物使用须在严密监测下进行，特别是未建立人工气道或已拔除人工气道者应在床旁监测下实施。

3. 血管活性药物　患者因剧烈躁动、应激，多伴有心率增快和高血压，部分经镇痛镇静后可恢复至安全水平，必要时可给予硝酸甘油、尼卡地平、乌拉地尔、艾司洛尔等血管活性药物维持循环稳定。